PARIS. — TYP. V. GOUPY & JOURDAN, RUE DE RENNES, 71.

ÉTUDE

SUR LA

MÉNINGITE · TUBERCULEUSE

DE L'ADULTE

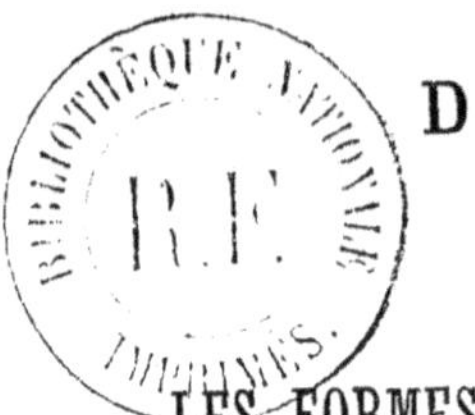

LES FORMES ANORMALES EN PARTICULIER

PAR

Le Dr André CHANTEMESSE

Interne lauréat des hôpitaux
(Accessit de la médaille d'argent, 1881. — Médaille d'or, 1883.)
Membre de la Société anatomique et de la Société clinique
Préparateur des travaux pratiques d'anatomie pathologique à la Faculté de médecine.

PARIS

AUX BUREAUX DU
PROGRÈS MÉDICAL
14, rue des Carmes, 14

A. DELAHAYE & E. LECROSNIER
ÉDITEURS
Place de l'École-de-Médecine

1884

INTRODUCTION

L'histoire de la méningite tuberculeuse a été l'objet de tant de travaux et tant d'observateurs ont écrit sur elle, qu'il semble en vérité que rien d'obscur sur ce sujet ne doive persister.

Les symptômes et l'évolution de cette maladie, l'anatomie et la physiologie pathologiques qui les commandent, ont été minutieusement étudiées ; les étroits rapports qui lient la lésion à sa manifestation objective ont été analysés de telle sorte, que dans le cadre nosologique, peu d'affections comptent une description plus complète. Cela est vrai surtout pour la méningite tuberculeuse de l'enfant.

Il n'en est pas ainsi chez l'adulte et nous pensons que de longtemps encore on ne pourra terminer ce chapitre de la pathologie. Quoi qu'on fasse, les idées théoriques qui ont cours pour un moment sur la nature des maladies, influencent l'historien qui les décrit et le médecin qui les observe. On ne trouve que ce que l'on cherche ; encore la découverte est-elle le plus souvent appréciée suivant des opinions préconçues.

La tuberculose en est une preuve flagrante. Son

étiologie, ses symptômes, sa thérapeutique étaient, il y a quelques années à peine, observés comme aujourd'hui et vus d'une tout autre manière ; une idée nouvelle : la contagion, l'infection est venue qui a rajeuni une affection ancienne et transformé ses apparences.

La localisation de la tuberculose sur les méninges cérébro-spinales devait naturellement et par contre-coup subir des modifications dans son histoire. Si l'étiologie est le chapitre le plus important, comme aussi le plus difficile dans la connaissance d'une maladie, on ne saurait nier que quelques-unes des causes efficientes de la méningite tuberculeuse n'aient été depuis peu, mieux que par le passé, déterminées. Sans parler de l'ascension des germes contenus dans l'air expiré à travers les trous de l'ethmoïde, hypothèse admise sans hésitation par quelques auteurs allemands, ne sait-on pas aujourd'hui quelle intervention appartient au traumatisme dans l'éruption des nodules spécifiques ? Que l'éclosion granuleuse se fasse, parce que le lieu frappé a perdu de sa résistance, ou qu'elle ne soit que la germination d'agents infectieux échappés des vaisseaux par la déchirure violente des capillaires, peu importe ; le point à rappeler, c'est que l'influence des chocs reçus sur la tête dans l'étiologie de la méningo-encéphalite tuberculeuse n'est plus contestable. Plusieurs faits le démontrent et j'en rapporte une observation probante qui appartient à M. Rigal.

Un traumatisme céphalique peut appeler la tuberculose meningée, comme une violence exercée sur le thorax appelle la granulation pulmonaire.

Ce rapprochement dans l'étiologie des affections pulmonaire et méningée n'est pas le seul. S'il est des poumons qui tolèrent bien leurs tubercules, il est aussi des cerveaux et des moelles qui ne sont point trop irritables.

Un foyer tuberculeux installé dans un point du parenchyme pulmonaire s'y conduit de façons bien diverses. Suivant la résistance de l'individu, on peut dire suivant les qualités chimiques du milieu de culture, l'agent infectieux va prospérer et s'étendre rapidement ; il enflammera les tissus voisins et ceux-ci réagiront en fournissant des oblitérations vasculaires, des exsudations de fibrine et des proliférations épithéliales vouées à la baséification ; ailleurs, la néoplasie fibro-caséeuse évoluera vers la sclérose et son ralentissement sur les alvéoles voisins sera peu marqué.

Ce que produit la granulation dans le poumon, elle le produit dans les membranes des centres nerveux. Les formes cliniques de la tuberculose pulmonaire sont nombreuses ; elles le seraient bien plus si on voulait y encadrer tous les cas ; les formes cliniques de l'inflammation spécifique des méninges jouissent des mêmes privilèges.

En tenant compte des différences physiologiques qui séparent le poumon et le cerveau à l'état sain comme à l'état morbide, cette dernière condition se traduisant symptomatiquement par une physiologie particulière, on peut, sans trop forcer les analogies, poursuivre le parallèle. Comme dans le poumon, la tuberculose a dans le cerveau son siège de prédilection, c'est l'espace interpédonculaire ; mais, pas plus que dans le poumon, cette localisation n'est inévitable.

Comme dans les poumons, où la tuberculose pose parfois sa première empreinte dans une région qui n'a pas coutume de cette préférence, on trouve dans la pie-mère des foyers d'inflammation tuberculeuse localisés en des points où leur présence n'est pas habituelle.

Répandues à foison dans les méninges, les granulations ne produisent pas plus d'exsudats fibrineux que la tuberculose miliaire n'en produit dans le parenchyme pulmonaire ; mais aussi les tubercules méningés peuvent s'accompagner de phlegmasie de la membrane et d'exsudats fibrino-purulents, comme la néoplasie fait naître la pneumonie autour d'elle.

De même que des tubercules pulmonaires en nombre modéré sont parfois silencieux, les tubercules méningés peuvent rester latents ; mais, par leur éclosion rapide sur un terrain favorable, on les a vus susciter un raptus sanguin qui aboutit à l'hémorrhagie méningée comme les granulations pulmonaires de la première période engendrent l'hémoptysie.

Cette similitude d'action qui n'a rien que de naturel, puisque dans les deux cas c'est la même maladie qui frappe, explique que la description de la méningite tuberculeuse ne puisse être limitée à un type unique, pas plus que l'histoire de la phthisie pulmo-

naire n'est comprise dans une seule modalité symptomatique.

Encore dans la tuberculisation pulmonaire, il n'y
a pas lieu de tenir compte de différences dans les
propriétés physiologiques des divers lobules ; c'est
l'étendue et le degré de l'altération qui importent,
non son siège. A beaucoup près, on ne peut en dire
autant de l'inflammation tuberculeuse de la pie-mère

Ici, les centres de l'écorce cérébrale entrent en
jeu et fournissent à la maladie un de ses plus importants caractères. Il arrive même que le processus
anatomique se localise et déploie tous ses efforts,
au niveau de la zone dite psycho-motrice. Tandis que
la base du cerveau, l'espace interpédonculaire, la
protubérance et le bulbe sont presque intégralement
respectés, qu'il existe à peine sur la surface convexe
des hémisphères quelques granulations isolées, on
découvre une région de la pie-mère infiltrée de
tubercules de pus et de fibrine, intimement adhérente au lobule paracentral ou aux circonvolutions
fronto-pariétales. On comprend quelle modification,
dans les symptômes, doit apporter une pareille localisation anatomique et quels rapports d'analogie
doivent entretenir entre elles toutes les méningites
en plaques, quelle que soit leur nature.

Nous avons été témoin d'un cas de ce genre, nous
en avons retrouvé d'autres dans lesquels le diagnostic avait été jusqu'à la fin d'une excessive difficulté ; cette évolution presque tout entière était sous
la dépendance d'une nappe de méningite tuberculeuse. En regard de ces faits, nous en avons observé

qui présentaient le tableau classique de l'affection qui nous occupe ; les malades guérissaient et n'avaient jamais été en proie qu'à des phénomènes pseudo-méningitiques de l'hystérie.

Une étude sur ces formes qui sortent de la description classique nous a semblé devoir offrir quelque intérêt. Nous nous sommes efforcé de recueillir les observations de ce genre, nous les avons groupées et comparées dans les méningites primitives et dans celles qui sont secondaires. Nous avons tâché de montrer le mode de début et l'évolution des accidents qui constituaient l'anomalie.

Nous avons passé rapidement sur les symptômes étudiés en détail par les auteurs, notre but n'étant pas de faire une description complète de la méningite tuberculeuse, mais d'insister sur ce qui a été laissé dans l'ombre.

Nous avons consacré deux chapitres à deux formes qui ne sont pas indiquées dans les livres: la première, dans laquelle les phénomènes médullaires ouvrent la scène ou sont très prédominants ; la seconde, qui est spécifiée par l'apparition lointaine de troubles de l'intelligence, dont la terminaison se fera à plusieurs années, ou plusieurs mois de distance par l'inflammation tuberculeuse aiguë de la pie-mère.

Nous avons cherché d'autre part à étudier l'encéphalite tuberculeuse, à pénétrer le processus intime du ramollissement cérébral consécutif à la phlegmasie méningée, à faire la part de ce qui appartient à l'inflammation et de ce qui dépend de la nécrobiose.

En France, deux auteurs, MM. Hayem et Rendu ont étudié cette altération. Le premier se range à la théorie de l'inflammation. C'est pour lui une encéphalite hyperplasique, le second pense que la lésion a des rapports étroits avec celle du ramollissement nécrobiotique par athérome.

Les résultats que j'ai obtenus, comme le démontrent les planches ci-jointes, se rapprochent beaucoup, tout en les complétant, de ceux qu'avait publiés le professeur Hayem. Les observations qui ont servi à la rédaction de ce mémoire sont au nombre de 54, dont vingt et une inédites. Parmi celles-ci, quelques-unes me sont personnelles, la plupart m'ont été gracieusement communiquées par des maîtres et par des amis. Je leur en suis très reconnaissant.

Je dois remercier particulièrement mes chers maîtres, M. Rigal, à l'hôpital Necker, et M. Gombault, directeur du laboratoire d'anatomie pathologique de la Faculté, qui m'ont donné le sujet de ce travail et m'ont toujours aidé de leurs conseils.

CHAPITRE PREMIER.

Méningites primitives.

L'inflammation tuberculeuse des méninges évolue chez l'adulte suivant des types cliniques assez bien déterminés, qui offrent à l'observation une marche qu'on peut appeler régulière.

Cette évolution se fait chez l'homme à peu de chose près comme chez l'enfant ; c'est elle que nous ont fait connaitre les travaux de Dance, de Lediberder et de Valleix. On y trouve les trois périodes décrites par Robert Whytt, surtout la période moyenne, celle que MM. Jaccoud et Labadie-Lagrave appellent si justement « la phase d'oscillation ». C'est au début la céphalalgie, les vomissements, la constipation, la fièvre, ensuite quelques mouvements convulsifs et même le délire, suivi fréquemment de la trompeuse rémission ; puis la marche reprend et s'accuse par « un phénomène solennel », le ralentissement du pouls. Le délire apparait tranquille ; il s'accompagne de convulsions, de contractures ou de paralysies, enfin de somnolence précurseur du coma paralytique.

Dans une autre forme particulière aux poitrinaires et aux tuberculeux cachectiques sur laquelle, dans un travail présenté à la Société anatomique, en 1858, M. Jaccoud attirait l'attention, les symptômes se précipitent et leur division s'efface notablement. L'aboutissant rapide est le coma par hydrocépalie.

Voilà ce qu'occasionnent le plus souvent les granulations tuberculeuses et l'inflammation qui les accompagne dans la pie-mère.

Voici ce qu'elles produisent parfois :

Le 23 janvier 1882, un homme de 45 ans, vigoureux, très bien portant jusqu'alors est pris, pendant la marche, d'une crampe subite et douloureuse. Il lui semble que le pied se gonfle démesurément dans sa chaussure. Pour ne pas tomber, il se cramponne à un treillage voisin. Aidé par un camarade, il se déchausse et constate que les muscles du mollet sont tendus et durs, que le pied est tourné en dedans et la jambe agitée par de petites secousses. Au bout de dix minutes, la douleur et le spasme cessent complètement ; l'homme ne conserve de cet accident que le souvenir.

Trois jours après, pendant la marche encore, la douleur reparaît subitement et irradie dans tout le membre. Mais, au lieu de cesser, les phénomènes s'aggravent, les secousses douloureuses augmentent d'intensité ; le membre est « comme mort. »

Le malade est transporté à l'hôpital.

A son entrée, E... se plaint d'une sensation très pénible, analogue à une crampe qu'il ressent dans le membre inférieur droit. Celui-ci a sa direction normale, à chaque instant il est le siège d'une contraction simultanée de tous les muscles, tellement violente qu'on la perçoit en appliquant la main sur la cuisse et qu'on peut en entendre le bruit en se plaçant au pied du lit du malade. Toute motilité volontaire est perdue ; soulevée, la jambe retombe comme une masse inerte ; la sensibilité dans tous ses modes est abolie.

Les réflexes intacts du côté opposé ont disparu du côté malade. Il n'existe aucune paralysie faciale, aucun trouble de l'intelligence ou de la parole, aucune douleur de tête. Le pouls est régulier, fréquent, les battements du cœur normaux. Les phénomènes constatés dans le membre inférieur ne s'accompagnent que d'un seul accident, l'incontinence d'urine. A peine des sinapismes appliqués sur la région lombaire ont-ils provoqué de la cuisson que les secousses musculaires cessent; la douleur disparait et le malade s'endort.

Une heure après, E... est absolument calme. Il n'éprouve ni céphalalgie, ni malaise, si ce n'est une sensation de fatigue générale. Le membre inférieur droit, toujours paralysé, est souple et sans contracture. Aux douleurs, à l'anesthésie absolue et à l'abolition des réflexes, ont succédé quelques fourmillements de courte durée et une simple diminution de la sensibilité et des réflexes.

Un clinicien éminent porte le diagnostic d'hémorrhagie méningée spinale, sous-arachnoïdienne.

Le lendemain, la température du membre paralysé est inférieure d'un degré à celle du membre sain. Cependant, dans les jours qui suivent les troubles de la motilité, de la sensibilité et des réflexes tendent à s'améliorer.

On note que la contractilité faradique est douloureuse et exagérée dans toute l'étendue du membre.

Bientôt le malade peut marcher un peu en traînant le pied et on constate que l'urine est trouble et contient du pus.

E... affirme que son urine a cette coloration depuis quelque temps; il n'accuse du reste aucune douleur dans les régions rénale ou vésicale.

Une quinzaine de jours se passent pendant lesquels la santé devient mauvaise; le malade maigrit, a de la fièvre le soir. Il se plaint de points douloureux autour de la poitrine.

L'auscultation n'indique qu'un peu d'obscurité dans le murmure vésiculaire.

A mesure que l'état général s'aggrave, la motilité, qui était un peu revenue dans le membre inférieur droit, s'affaiblit, la sensibilité s'émousse. Le membre est flasque, sans contracture, sans tremblement épileptoïde, sans douleur spontanée, *mais il est le siège d'une atrophie notable*.

Les signes de tuberculose pulmonaire s'accusent ; une eschare aiguë se développe au niveau du grand trochanter, la respiration devient stertoreuse et la mort survient dans le coma.

Pendant tout le cours de cette maladie qui avait duré une quarantaine de jours, il n'a existé ni céphalalgie vive, ni vomissements, ni ralentissement, ni irrégularité de pouls, ni délire. En un mot, les symptômes qui devaient attirer l'attention sur une lésion encéphalique étaient aussi minimes que possible.

A l'autopsie, la moelle était saine à l'œil nu ; les poumons et les reins infiltrés de granulations. La pie-mère cérébrale présentait, au niveau de la surface convexe des hémisphères, quelques tubercules et une plaque de méningite adhérente et limitée au lobule parencentral. Cette plaque de coloration nacrée avait une consistance dure, presque cartilagineuse. Il n'y avait pas d'épanchement ventriculaire.

De cette affection dont je viens de résumer l'histoire, combien le diagnostic était obscur et les symptômes étranges. Qui aurait pu rapporter à une lésion méningitique ces spasmes et cette monoplégie subite avec abolition des réflexes s'accompagnant bientôt d'atrophie musculaire sans douleur de tête, sans troubles de l'intelligence, sans autres phénomènes concomitants qu'un peu de fièvre et des urines purulentes ? L'absence complète de vomissements et de modification du pouls ne venait pas éclairer le diagnostic de cette maladie survenue si brutalement chez un homme vigoureux, auquel la tuberculose semblait étrangère.

Cet autre (obs. 2) a 45 ans, et, quoique manifestement alcoolique, il jouit d'une santé suffisamment bonne pour lui permettre de travailler régulièrement. Il n'accuse ni maux de tête ni vomissements, sauf des pituites matinales fort anciennes. Pendant la marche il fait un faux pas et tombe sans perdre connaissance. Il croit s'être donné une entorse, car après la chute la marche est devenue difficile, la jambe traine et le travail ne peut être continué.

Il entre à l'hôpital trois jours après et l'on ne constate, outre les symptômes de l'alcoolisme, qu'une paralysie incomplète de la mobilité et de la sensibilité du membre inférieur gauche. M. Gouguenheim, dans le service duquel était le malade, fait le diagnostic de lésion corticale de nature indéterminée, siégeant au niveau du lobule paracentral. L'auscultation attentive de la poitrine ne laissait en effet percevoir que des signes douteux.

Cependant, la nuit suivante, survient un peu de délire loquace qui fait place pendant le jour au calme et à la lucidité d'esprit. Puis la fièvre s'élève, le délire se montre la nuit pour disparaître pendant la journée, la paralysie s'accentue et gagne le membre supérieur. Le 7e jour, à partir du début des accidents, la température monte à 40°. La respiration s'embarrasse et le malade succombe dans le coma.

L'autopsie montre des granulations dans le poumon ; l'intégrité du cervelet, de la protubérance du bulbe, de la base du cerveau ; quelques tubercules disséminés dans la pie-mère, sur la surface convexe des hémisphè-

res et une plaque de méningite tuberculeuse adhérente
à la substance cérébrale, développée au niveau du lobule parencentral et de la partie supérieure des circonvolutions fronto-pariétiales.

Les deux faits que je viens de rappeler offrent une
curieuse localisation de la phelgmasie méningée. Assez
comparables anatomiquement par le siège et la nature
des lésions, ils diffèrent toutefois par le degré d'intensité du processus, par la rapidité de sa marche, et
cette différence s'était traduite en clinique par une
symptomatologie particulière. Là, au début, les convulsions limitées, ici la paralysie.

Des troubles moteurs survenant subitement chez des
individus bien portants, des convulsions ou des paralysies que rien n'explique, que rien n'aurait pu faire
soupçonner d'avance, voilà le fait saillant qui ressort de
l'histoire de nos deux méningitiques.

Le diagnostic n'a pu être porté qu'à l'autopsie. C'est
là cependant un fait exceptionnel que la présence d'un
symptôme aussi important que la céphalalgie manque
jusqu'à la fin. Si la règle qui veut que le mal de tête soit
le premier phénomène, souffre des exceptions, il est
juste de reconnaitre que, dans la majorité des cas, il
occupe une place considérable. Dans les formes de
méningite tuberculeuse, dont le mode du début et l'un
ou l'autre symptôme sortent du cadre classique, la
céphalalgie apparaît souvent 10 ou 15 jours après une
manifestation qui seule a suffi à préciser le siège d'une
lésion encéphalique.

Les observations 3 et 4 dans lesquelles il y a non pas
seulement tuberculose méningée, mais inflammation
suppurative concomitante, en sont une preuve certaine.
Dans l'un ou l'autre cas, c'est un affaiblissement, un
engourdissement dans un seul membre ou dans un côté

du corps qui attire l'attention. Cet affaiblissement s'accompagne ou non d'un peu de contracture, mais il est survenu brusquement et n'est lié à aucune céphalalgie, aucun vomissement n'a été constaté. C'est 10 jours après dans un cas, 15 jours dans l'autre, que les douleurs de tête apparaissent, que la fièvre s'élève et que l'on voit successivement se dérouler les symptômes de la phlegmasie méningée tuberculeuse, l'agitation, le délire, l'inégalité des pupilles, la somnolence et le coma. Notons en passant que le pouls n'a pas été ralenti, si l'on entend par ce mot un nombre de pulsations inférieur à la moyenne physiologique.

L'examen de la température et du pouls dans ces formes anomales n'a pas, à beaucoup près, l'importance diagnostique qu'il acquiert dans les types classiques ; la courbe thermique et celle des pulsations n'affectant pas cette division cyclique qui suffit presque pour caractériser la maladie. Cela tient à plusieurs causes sur lesquelles nous reviendrons un peu plus loin. Pour une méningite tuberculeuse mortelle, qui attaque un individu en pleine santé, la température peut rester normale pendant tout le temps de la maladie. Et si les uniques symptômes (obs. 5) ont été une attaque épileptiforme qui laisse une hémiplégie incomplète, des douleurs de tête consécutives et quelques vomissements, enfin, une dernière attaque apoplectiforme suivie de coma mortel, on se gardera difficilement du diagnostic de tumeur cérébrale. Aussi, dans le cas qui nous occupe, la malade avait-elle été, dès le début des accidents, soumise au traitement mixte. Ces convulsions ou ces paralysies limitées s'expliquent fort bien, étant donnée la localisation de la lésion et quelque peu fréquent que soit ce mode de début, en tant que symptôme dépendant d'une altération encéphalique, il ressortit à la règle commune. Plus rares sont les observations de méningite tuberculeuse qui s'annoncent par une attaque apoplectiforme.

La rapidité de leur marche, même dans les formes primitives, est très grande. Nous en rapportons trois observations sur lesquelles nous aurons à revenir en traitant des symptômes en particulier. Dans les deux premières, qui concernaient des personnes d'apparence robuste, la mort est survenue le troisième et le cinquième jour ; elle a été retardée jusqu'au huitième dans l'observation inédite que nous devons à notre maître M. Gombault.

Encore, en dépouillant avec soin la relation de ces trois faits, on remarque que, depuis un temps plus ou moins long, quelques jours, deux mois, deux ans, l'attaque apoplectiforme avait été précédée par des modifications de l'intelligence et des bizarreries du caractère.

La brusquerie du début et la marche rapide des symptômes s'expliquent dans ces cas par la généralisation et l'intensité des lésions. A l'encontre des faits que nous avions en vue, où le processus anatomique semblait localiser ses efforts dans une région plus ou moins étendue, mais limitée en somme, nous rencontrons ici des granulations et de la phlegmasie diffuses.

Mais ces accidents du début, pour intéressants qu'ils soient à connaître, ne sont pas les seuls qui s'observent dans les formes anormales. La symptomatologie découle moins de la nature de la lésion que de son siège, et les troubles du mouvement ne sont le plus souvent en rapport qu'avec les altérations de la zone phycho-motrice. Quand celle-ci n'est que médiocrement intéressée et que la phlegmasie prédomine dans les régions voisines, on assiste à l'apparition de phénomènes qui peuvent s'éloigner notablement du tableau classique. Ici, c'est un symptôme qui prend tout à coup une importance excessive et domine tous les autres.

Le délire, que les auteurs classiques se plaisent a considérer comme assez tranquille et sans tendance locomotrice, apparaît semblable à de la manie furieuse. Le malade s'emporte, déchire ses vêtements, frappe et brise les meubles. La veille, c'était un fou furieux que sa famille amène aujourd'hui à l'hôpital, hébété et délirant, pour le faire enfermer à Sainte-Anne. En remontant dans les antécédents (obs. personnelle), on apprend que depuis une vingtaine de jours cet homme avait des maux de tête et des vomissements, qu'il maigrissait et que son caractère s'était modifié.

Quelques heures avant l'accès de délire, son entourage avait remarqué que ses idées étaient troublées, qu'il répondait mal aux questions qu'on lui adressait. Puis l'agitation excessive et le délire éclatèrent. A son entrée à l'hôpital, sa démarche était chancelante, son regard hébété ; il ne disait pas un mot. On fut obligé de lui mettre la camisole. Cependant, l'examen de la poitrine ne donnait que des résultats négatifs. La fréquence de la respiration du pouls était normale, la température axillaire marquait 38°,4. Le lendemain, l'agitation délirante s'était un peu calmée; le malade, franchement alcoolique, poursuivait ses rêves professionnels.

Après une légère rémission dans les symptômes cérébraux, la prostration reparut, le visage prit un air souriant ou profondément réfléchi. Le pouls, sans cesser d'être fréquent, devint un peu inégal. Deux jours avant la mort, tandis que la température oscillait autour de 38°, la fréquence du pouls et de la respiration s'élevait progressivement jusqu'à devenir excessive.

Dans ce cas, l'apparition rapide et l'intensité du délire formaient le point saillant dans l'évolution de la maladie, mais l'agitation avait été précédée de phénomènes d'une haute importance, la céphalalgie et les vomissements, et sa durée fut courte, en raison même de sa violence. Or, le délire peut se montrer d'un façon plus subite encore au milieu d'une santé florissante (obs. de M. Quinquaud) sans être accompagné de maux de tête, sans que le pouls et la température cessent d'être normaux, au début tout au moins.

Il peut éclater pendant le sommeil et persister douze et quatorze jours (obs. 11), entraînant avec lui deux symptômes graves : l'embarras de la parole et l'affaiblissement d'un côté du corps. Il peut aussi (obs. 12) être le premier accident appréciable chez un individu qui n'a pas de fièvre, et dont les lésions méningitiques vont évoluer à peu près régulièrement. Un point important à relever dans ces formes où le délire tient une si grande place, c'est que les vomissements et les modifications du pouls, phénomènes bulbaires, sont peu fréquents et comme effacés ; la lésion de l'écorce cérébrale occupe le premier rang et le détient à son profit.

Le plus souvent, ce délire se montre avec la fièvre, tantôt modérée, tantôt oscillant autour de 40°, pour atteindre 42°,5 au moment de l'agonie (obs. 13).

Mais le délire n'est pas toujours fébrile, même dans la méningite tuberculeuse primitive, et le coma mortel peut survenir en huit jours (obs. 14), ayant été précédé de diarrhée, de céphalalgie, d'épistaxis, sans fièvre, sans vomissements, sans ralentissement du pouls, sans convulsions.

J'ai parlé, jusqu'ici, du délire, de son mode d'apparition, de son intensité ; parfois, ce sont des phénomènes d'un autre ordre qui sont exagérés et prépondérants. En tête de ceux-ci il faut placer la céphalalgie. L'observation que nous devons à notre maître, M. Rigal, rapporte l'his-

toire d'un jeune homme qui succomba en quelques jours
à une méningite tuberculeuse, précédée elle-même d'une
céphalalgie violente pendant quatre mois. L'autopsie
faite avec le plus grand soin ne montra de tubercules
nulle part, sauf dans la pie-mère cérébrale. Le sujet
avait reçu, quatre mois auparavant, un coup violent sur
la tête ; les douleurs céphaliques avaient commencé à
cette époque.

Quand il entra à l'hôpital, elles étaient devenues intolérables, et malgré ses gémissements plaintifs, son agitation qui, de temps en temps, faisait place à un état
demi-comateux, le pouls était régulier à 70 et la température à 37°. Il resta à l'hôpital cinq jours. Le pouls et
la température s'élevèrent un peu pendant les trois derniers. Chose curieuse, avec une céphalalgie si longue et
si intense, il n'y avait, outre la congestion des méninges,
les granulations très fines et l'hydrocéphalie, qu'un léger exsudat fibrineux le long des vaisseaux.

En regard, nous placerons une autre observation (16)
qui s'en rapproche singulièrement par l'absence du délire et la longue persistance des maux de tête. La malade souffrait depuis trois mois de céphalées, de vomissements quotidiens. Elle était d'ailleurs albuminurique
et cachectique.

La céphalalgie, qui jointe à la fièvre, ne pouvait être
mise sur le compte de l'urémie, fit place directement au
coma, après quelques secousses convulsives.

L'autopsie montra une tuberculisation lente de la pie-
mère qui avoisine le bulbe et la surface convexe des hémisphères ; la méninge était très épaissie et nacrée par
places ; les granulations avaient subi sur plusieurs points
la transformation fibreuse.

L'examen attentif de la courbe thermométrique dans
le cas où l'albuminurie s'accompagne de troubles céré-

braux, tels qu'un peu de douleurs de tête, un peu d'agitation, est fort important. Il permet souvent d'arriver au diagnostic ou tout au moins fait émettre de prudentes réserves. Le cas que M. Rigal a fait connaître à la Société des hôpitaux en est une preuve bien nette. Une jeune femme d'apparence vigoureuse (obs. 17), qui paraissait avoir eu, trois semaines auparavant, la scarlatine, entrait à l'hôpital parce qu'elle souffrait depuis quelques jours de faiblesse, d'insomnie, d'inappétence, de céphalalgie, de soif et de diarrhée. L'urine était albumineuse; la température normale. Les jours suivants, l'albuminurie augmenta; il survint des douleurs rénales intenses, en même temps que la température s'élevait à 39°,4. Puis la fièvre disparut, et l'on vit apparaître du délire, de l'agitation bruyante, de la torpeur cérébrale et enfin le coma. Pendant la période comateuse, la température oscilla entre 38° et 37°,4. A l'autopsie, on trouva de la méningite avec granulations miliaires dans la pie-mère, les poumons, la plèvre, le péritoine, les reins, etc.

Certes, dans les faits que je viens de citer de méningites tuberculeuses primitives caractérisées par l'exagération d'un symptôme et l'effacement ou l'absence des autres, le diagnostic est difficile pendant les premières périodes et souvent même durant toute la maladie. Cependant, l'affection finit tôt ou tard par se trahir, et l'examen de l'évolution des phénomènes et la présence de certains d'entre eux viennent enlever toute hésitation. Il est des cas dont l'interprétation est encore plus difficile. Je fais allusion à ces formes de méningites subaiguës diffuses encore peu étudiées.

L'observation (18) que je publie in-extenso appartient à M. Rigal. C'est un exemple de méningite évoluant en 20 jours d'une manière complètement insolite. Bien que le contrôle anatomique n'ait pu être fait et que, par suite, toute affirmation absolue soit interdite, on jugera, si on veut bien lire cette remarquable observation, qu'un diagnostic différent ne pouvait en dernier lieu être formulé. C'est celui auquel se sont arrêtés des cliniciens éminents, MM. Rigal, Lasègue, Gubler.

Une femme nerveuse de bonne santé habituelle est prise un jour de malaise, de fièvre et de céphalalgie. L'anorexie et la perte de sommeil surviennent. Ces symptômes d'embarras gastrique ne cèdent pas à un vomitif. La persistance et la diffusion du mal de tête simulent une grippe anomale qui résiste au sulfate de quinine.

Six jours après le début des accidents, à la céphalalgie limitée à la région occipitale, dans un espace de 7 à 8 centimètres, s'ajoute de l'agitation nocturne, des bâillements, etc. La malade est découragée et ces phénomènes nerveux joints à la douleur localisée font penser à une fièvre hystérique. Cependant l'insomnie persiste ; l'agitation et la dépression alternent. Il survient une sensation de resserrement à la gorge. Tout à coup, pendant la nuit, crise d'étouffement avec pâleur et état syncopal. Ces accidents disparaissent assez rapidement ; mais l'intelligence se trouble. Le délire s'accentue et prend la forme mélancolique ; la malade se lamente sans animation et ressasse d'un ton tranquille qu'elle va mourir. Le pouls devient irrégulier, tantôt lent et tantôt rapide ; l'urine analysée contient une petite quantité d'albumine et de sucre. Le lendemain, la scène change. Au délire mélancolique succède une tranquillité anormale, un regard indifférent ou absorbé, une obéissance passive à tout ce qu'on demande.

Le pouls est très irrégulier.

M. Lasègue, qui voit le malade, porte un pronostic très grave. Il pense à une méningite subaiguë à forme exceptionnelle, probablement tuberculeuse. Les caractères particuliers du délire, qui est plutôt une absence de raisonnement qu'une conception délirante déterminée, attirent surtout son attention. Le lendemain, le délire incohérent persiste ; alternance du mutisme et de l'agitation ; raideur musculaire sans paralysie, sans anesthésie ; tremblement à l'occasion des mouvements. Les muscles gardent l'attitude qu'on leur donne comme dans un état semi-cataleptique.

Incontinence d'urine ; parfois grattage furieux de la peau. Enfin, la respiration prend un peu le type Cheyne Stokes, le pouls se précipite, la déglutition devient de plus en plus difficile ; le pharynx se paralyse sans autres troubles de la motilité ni de la sensibilité, la connaissance s'éteint et la malade succombe.

Je viens de rapporter un certain nombre d'exemples de méningites tuberculeuses évoluant chez des individus qui n'ont pas, ou ce qui revient au même pour le diagnostic, qui ne paraissent pas avoir de tuberculisation pulmonaire. Elles sortaient du type classique, les unes par l'apparition inopinée de phénomènes moteurs convulsifs ou paralytiques ; les autres par l'exagération d'un symptôme, délire, céphalalgie. J'ai tâché de montrer que la clinique se rapportait assez exactement à l'anatomie pathologique et que, pour les observations de la première série notamment, à des symptômes localisés correspondait une lésion limitée. Or c'est là un phénomène très important que ces localisations d'une inflammation spécifique, que ces méningites en plaques.

La liste serait bien longue si l'on voulait recueillir tous les cas de méningite tuberculeuse qui s'éloignent du type régulier. Pour être complet, il faudrait presque instituer autant de formes qu'il y a de malades. Heureusement le titre de notre mémoire ne nous impose pas un pareil travail.

Parmi les observations ci-jointes, plusieurs peuvent être classées ensemble et constituer comme autant de chapitres naturels. Nous avons celui qui a trait aux méningites primitives, nous consacrerons quelques pages aux formes dans lesquelles les accidents médullaires occupent une place importante, à celles enfin qui s'annoncent longtemps à l'avance par des troubles psychiques. Mais auparavant, nous devons rechercher comment se comporte l'inflammation tuberculeuse aiguë de la pie-mère chez les individus qui sont déjà frappés d'une autre localisation viscérale de la tuberculose.

CHAPITRE II

Méningites secondaires.

Ces manifestations méningées secondaires ont ceci de particulier : quelles que soient les anomalies de leur mode de début ou d'évolution, leur diagnostic est posé moins encore par l'examen des symptômes qu'elles commandent directement, que par l'auscultation attentive du sujet qui les porte.

En vertu de cette règle de clinique qui veut qu'une grave maladie étant constatée chez un individu, on doive essayer de rattacher à la même cause les divers phénomènes objectifs, on songera à la tuberculisation des méninges quand des accidents cérébraux surviendront inopinément chez un poitrinaire. Il est bien entendu que cette présomption devra être confirmée par l'examen complet du malade, car les embolies et les thromboses cachectiques, pas plus que le délire simple, ne sont rares chez les phtisiques.

Chez les individus en proie à la tuberculose et plus ou moins cachectisés par elle, l'éclosion de tubercules dans les méninges peut affecter symptomatiquement trois formes principales.

a) L'éruption de granulations dans la pie-mère qui emporte rapidement le malade soit par exsudation hydrocéphalique, soit par fluxion sanguine aboutissant à l'hémorragie méningée, comme nous en rapportons une observation inédite.

b) La méningite tuberculeuse en plaques localisées.
— Cette forme sur laquelle les auteurs classiques n'ont
pas attiré l'attention constitue un des points importants
de notre travail. Nous verrons que, primitive ou secondaire, elle est identique à elle-même. Son autonomie
résulte de la localisation et du siège du processus anatomique.

c) Enfin les formes de méningite tuberculeuse secondaire qui dévient des cas ordinaires par les caractères
de quelques symptômes, l'agitation, le délire maniaque
ou érotique, ou bien par l'insidiosité des phénomènes.
Ces derniers cas peuvent se révéler pendant la vie par
une circonstance fortuite ou n'être reconnus qu'à l'autopsie. Ils sont constitués anatomiquement par une
inflammation tuberculeuse lente, chronique, qui n'a pas
abouti à l'exsudation purulente, mais à la néo-formation
conjonctive. Ils servent d'intermédiaire entre la tuberculose méningée et la méningite fibrino-purulente.

1° *Infiltration granuleuse.* — On pourra s'étonner
de trouver dans un travail qui a pour titre la méningite,
la description de cette variété constituée plutôt par une
tuberculisation méningée, que par une inflammation de
la membrane. En effet, il est bien certain que la distinc-
tion qu'on a établie entre ces deux affections est justifiée
en clinique dans le plus grand nombre des cas. Mais la
séparation ne doit pas toujours être absolue. — Anatomiquement, on ne peut sans forcer les termes, réserver le
nom de méningite à l'exsudation purulente et refuser
cette appellation à l'infiltration granuleuse de la pie-
mère qui s'accompagne presque constamment de petits
nodules d'exusudats fibrineux siégeant le long des petits
vaisseaux.

Le caractère particulier qui spécifie ce processus
anatomique, c'est qu'il entraîne rapidement des modi-

fications circulatoires qui aboutissent à l'hydrocéphalie ou à l'hémorrhagie méningée. Le début des accidents est tellement brusque et brutal dans la plupart des observations, qu'on a pensé que les prodromes étaient inappréciables et que le mot de tuberculisation latente convenait parfaitement. — Il importe cependant d'insister sur quelques changements dans le caractère des malades, qui auraient dans l'espèce une valeur diagnostique importante. Dans l'observation personnelle que nous rapportons, nous avons été témoin, quatre jours avant l'apparition de l'agitation et du délire, d'une modification notable dans la manière d'être du malade. Sans accuser aucune douleur de tête, sans se plaindre plus que de coutume, L… répondit aux questions qu'on lui posait d'une façon tout autre que la veille. Sa rudesse et son mauvais vouloir étaient manifestes. Puis, quelques jours après, il fut pris brusquement d'agitation, de délire pendant la nuit, il poussa des cris et voulut se lever plusieurs fois. Le lendemain matin le coma était complet, la résolution absolue, sauf un léger état de raideur dans tous les membres. Le pouls était rapide et régulier, les pupilles inégales, la tache dite méningitique évidente. L… succomba en quelques heures sans avoir vomi, sans avoir eu de ralentissement du pouls.

A l'autopsie, nous trouvâmes beaucoup d'épanchement ventriculaire, et le long des petits vaisseaux, des nodules fibrineux plus ou moins arrondis ou irréguliers. L'examen microscopique ne nous permit qu'avec peine de constater sur les fines artérioles cérébrales la présence de petits manchons tuberculeux caractéristiques. Notre malade était poitrinaire et cachectique ; il était de plus albuminurique par tuberculisation rénale. Il est bien évident que l'albuminurie et la cachexie avaient joué un rôle important, pour favoriser l'exsudation séreuse si rapide.

D'ailleurs, dans la tuberculisation pulmonaire avancée, une marche à peu près semblable à des accidents cérébraux n'est point rare (obs. 29. obs. 20). Le malade succombe en quelques heures dans le coma qui a été précédé d'agitation et de délire, ou d'une attaque épileptiforme (obs. 20). Cette évolution, dans sa durée, n'est pas soumise à une règle absolue. L'infiltration granuleuse de la pie-mère chez les individus cachectiques atteints de tuberculisation pulmonaire au 3e degré peut n'amener pendant longtemps que de la congestion sanguine ou de l'hydrocéphalie en quantité minime. Ce sont alors les phénomènes délirants qui dominent et ne s'accompagnent d'aucun autre accident de dépendance méningitique ; ni contracture, ni paralysie, ni troubles oculaires, ni rétraction du ventre, ni inégalité du pouls. Ce délire affecte parfois des caractères particuliers ; après avoir persisté pendant un certain nombre de jours, sans fixité, constituant une sorte de divagation générale plutôt qu'un délire, il peut se spécialiser et prendre la forme érotique (obs. 22). Il porte sur les paroles et peut-être plus encore sur les actes. On ne peut plus tirer des malades que des paroles ordurières. Et c'est, en vérité, un des spectacles les plus pénibles réservés par cette terrible maladie, que l'apparition de ce délire chez des personnes dont la vie entière n'a cessé d'être honorable.

Le coma par hydrocéphalie est l'aboutissant ordinaire de l'infiltration granuleuse de la méninge chez les poitrinaires ; mais il peut avoir une autre origine, l'hémorrhagie méningée. — Nous en rapportons une observation inédite très nette. — Un jeune homme atteint de tuberculisation pulmonaire peu avancée, est pris tout à coup de délire qui s'accroît pendant trois jours jusqu'à devenir très violent, et aboutit au coma mortel (obs. 23). Il s'agissait d'une infiltration granuleuse discrète dans la

pie-mère et d'une congestion intense des vaisseaux encéphaliques avec hémorrhagie méningée sous-arachnoïdienne.

2° *Méningites en plaques.* — Nous venons de voir
combien certains cerveaux de poitrinaires sont intolérants
et quelle fluxion séreuse ou sanguine est la conséquence
de cette irritabilité. Sur d'autres, au contraire, l'éclosion
tuberculeuse s'effectue sans déterminer d'aussi rapides
réactions. — Une plaque de méningite se forme, s'étend,
et pendant une période dont la durée est difficile à déterminer, reste silencieuse. — Elle ne fait naître ni
céphalalgie, ni délire. Elle s'étend lentement sur la surface des hémisphères, et a une remarquable tendance à
ne pas occuper le siège favori de la méningite régulière,
la base du cerveau. Et de par cette disposition topographique, elle n'influence que médiocrement le bulbe,
ce qui nous explique la rareté des vomissements et les
modifications peu considérables du pouls.

Chez les individus frappés de tuberculose pulmonaire,
que l'affection soit récente ou ait atteint un degré avancé,
on peut voir survenir des accidents tout à fait semblables
à ceux que nous avons indiqués dans la méningite primitive. Sans phénomènes cérébraux prémonitoires, sans
douleurs de tête (obs. 26, 27, 28, 29, 30), sans perte de
connaissance, un individu est pris brusquement d'un
engourdissement et d'une faiblesse dans un ou dans les
deux membres d'un même côté. Cette parésie est précédée parfois de raideur musculaire. Si des douleurs se
montrent dès le principe, elles siègent dans les membres
privés de mouvements. La céphalalgie, chose remarquable, est tardive, elle n'apparaîtra que plusieurs jours
et même plusieurs semaines après les accidents paralytiques. Les vomissements, le ralentissement du pouls
pour la raison que nous avons signalée plus haut, sont

absents ou peu marqués, et le diagnostic serait aussi difficile que dans les formes primitives si l'auscultation ne venait déceler la présence de la tuberculose pulmonaire. Parfois, c'est l'aphasie qui s'installe subitement, se complète peu à peu et s'accompagne lentement d'hémiplégie comme dans le cas de M. Balzer.

A partir du moment où apparaît la céphalalgie, la marche est assez rapide, la terminaison ne se fait guère attendre qu'une quinzaine de jours. Sa durée est comprise le plus souvent entre 7 et 10 jours. Elle dépend beaucoup plus de l'état général de l'individu et de la résistance que lui a laissée sa lésion pulmonaire que de la progression et de la généralisation de la méningite. La base du cerveau, nous l'avons dit, et la région bulbaire sont habituellement respectées ; le malade succombe moins à l'hydrocéphalie qu'à l'épuisement nerveux.

En terminant ce qui a trait aux méningites en plaques, nous devons signaler une modalité clinique qui pouvait déjà être soupçonnée, puisque symptômes et lésions dépendent, dans la majorité des cas, d'une altération de la zone psycho-motrice. Ce sont les attaques d'épilepsie partielle qui surviennent quelque temps après l'engourdissement éprouvé dans un membre (obs. 31).— M. Ballet a publié récemment, dans les *Archives de Neurologie*, une remarquable observation. Elle rapporte l'histoire d'une femme atteinte de tuberculose pulmonaire qui fut prise, dans le cours d'une santé relativement satisfaisante, d'un affaiblissement de la jambe gauche. Deux mois s'écoulèrent sans modifications dans son état; dans le mois suivant elle eut 4 attaques d'épilepsie partielle, enfin elle fut prise de fièvre, de maux de tête, d'agitation et de dyspnée, et mourut deux jours après le début de la céphalalgie. Elle avait une plaque de méningite strictement localisée au voisinage du lobule paracentral. Comme on le pense, si la plaque de méningite tuberculeuse avec encéphalite sous-jacente évolue aussi sourdement que possible, elle ne se dévoilera par des phénomènes d'ordre convulsif ou paralytique qu'à la condition de siéger dans une région déterminée. Si donc la zone dite psycho-motrice est respectée, la méningite sera latente pendant un temps qu'il est difficile de préciser. Un jour, elle pourra déterminer une modification telle dans la circulation encéphalique qu'une attaque épileptiforme généralisée surgisse inopinément, qu'elle soit suivie d'une seconde, d'une troisième et qu'en fin de compte la fluxion sanguine aboutisse à constituer un foyer d'hémorrhagie cérébrale. (Obs. 32).

3° Sans être aussi limitée dans son étendue que dans les cas précédemment envisagés, la méningite peut se développer presque exclusivement sur la surface convexe des hémisphères, et laisser intacts le chiasma, la protubérance et la région de l'hexagone. (Obs. 33). — Encore ici l'absence d'hydrocéphalie est remarquable, la température ne s'éloigne pas de la normale ; le ralentissement du pouls fait défaut.

La marche est rapide et la durée comprise entre 5 et 10 jours. Avec la céphalalgie, c'est l'agitation, le délire bruyant joint aux idées de persécution. Parfois (obs. 34) après quelques accidents paralytiques transitoires qui indiquent la souffrance de centres corticaux, le délire érotique éclate et se poursuit jusqu'à la mort avec une violence incroyable.

En regard de cette forme où les troubles psychiques offrent leur summum d'acuité, il est intéressant de placer l'observation de M. Ollivier (obs. 35). Il s'agissait bien là, chez un phtisique, non pas d'une tuberculose méningée latente, mais bien d'une méningite tuberculeuse chronique qui, pendant fort longtemps, était restée inappréciable. Elle se dévoila sans jamais avoir été précédée de céphalalgie, de vertiges ni de perte de connaissance, par une aphasie subite avec hémiplégie faciale. Le malade succomba quelques jours après à la cachexie tuberculeuse. Il avait sa pie-mère épaissie et adhérente avec des granulations et l'artère sylvienne gauche était englobée dans des brides méningées très épaisses, qui la comprimaient manifestement.

CHAPITRE III.

Méningites tuberculeuses cérébro-spinales avec prédominance des symptômes spinaux.

L'inflammation tuberculeuse simultanée des enveloppes du cerveau et de la moelle est expressément notée dans 10 de nos observations, mais ce nombre, à notre avis, est loin de correspondre à la réalité des choses. Nous pensons même que les cas doivent être rares dans lesquels les granulations se localisent uniquement dans la cavité crânienne. Avec ce que nous savons de l'agent infectieux de la tuberculose, de son siège dans la cavité et autour des vaisseaux dans les gaines lymphatiques, on conçoit qu'il doive presque fatalement être entraîné et transporté par les oscillations incessantes du liquide céphalo-rachidien. Si dans beaucoup d'observations de meningite tuberculeuse, les lésions médullaires sont passées sous silence, cela tient à ce que pendant la vie, les symptômes spinaux ont été peu bruyants et n'ont pas semblé nécessiter l'examen anatomique de la moelle. Si l'on ajoute à cela qu'il faut des soins et quelque habileté pour extraire convenablement cet organe et que, assez fréquemment, on ne trouve à l'œil nu pas autre chose qu'une augmentation du liquide céphalo-rachidien avec congestion des vaisseaux sanguins, on s'explique volontiers que des symptômes comme la rétention d'urine, les secousses, les tremblements, les soubresauts des tendons aient été mis sur le compte de la lésion cérébrale.

Il n'en a plus été de même après les travaux de MM. Liouville et Hayem, reproduits et commentés dans les thèses de Le Bouteiller et Châteaufort. Mais ce n'est pas l'évolution de ces symptômes se déroulant comme dans les formes régulières que nous avons en vue.

Si nous avons réussi à établir que la méningite tuberculeuse peut se montrer sous forme de plaques de siège et d'étendue variables, qu'installée en un point elle peut s'y localiser, ou, ce qui est la règle, gagner lentement les régions voisines, on comprendra qu'un foyer tuberculeux puisse apparaître primitivement dans les méninges rachidiennes et donner naissance à des symptômes spinaux isolés de toute manifestation cérébrale.

Cette inflammation tuberculeuse aiguë peut survenir en pleine santé comme dans l'observation de M. Rendu (obs. 36). Elle revêt alors des caractères extrêmement trompeurs. Avec la fièvre, le brisement des membres, la céphalalgie, elle simule au début la dothiénentérie; puis on constate la paralysie incomplète des membres inférieurs, de la vessie, l'érection involontaire, et ce processus à marche envahissante fait porter le diagnostic de myélite ascendante, jusqu'au jour où des accidents céphaliques viennent déceler la tuberculose cérébro-spinale.

Ces phénomènes médullaires, qui occupent la première place dans la symptomatologie par les douleurs et par la paraplégie évidente, surviennent le plus souvent (3 fois sur 4) chez des individus atteints de tuberculose pulmonaire

La douleur spontanée est le premier symptôme en date. Elle siège dans la région lombaire, contourne la base du thorax en forme de ceinture et descend dans les membres inférieurs. Ordinairement très vive, elle peut s'atténuer au point de simuler une courbature un peu intense. Elle persiste constamment ou se montre sous forme d'élancements rappelant un peu les douleurs fulgurantes du tabes; elle est particulièrement vive au niveau des genoux et des articulations tibio-tarsiennes, sans que l'examen attentif des jointures dénote la moindre lésion locale. D'ailleurs, la palpation à ce niveau et la pression énergique sur les masses musculaires n'exagèrent pas la sensation douloureuse. En même temps surviennent d'autres troubles de la sensibilité; c'est au début l'hyperesthésie cutanée qui, après avoir persisté deux jours au plus, fait place à l'anesthésie. C'est le tact qui disparaît d'abord, puis la sensation de la piqûre, le pincement, etc.

Ces phénomènes douloureux s'expliquent fort bien, étant donné que la lésion consiste dans une inflammation de la méninge qui entoure la périphérie de la moelle et que le processus a d'habitude son maximum d'intensité au niveau des cordons postérieurs. Il semble même paradoxal de lire dans presque toutes les observations que nous rapportons (en petit nombre, il est vrai), que les membres supérieurs ayant été pris à un moment, la première chose constatée a été de l'affaiblissement ou de la raideur sans phénomènes douloureux. Peut-être, à ce moment, les malades étaient-ils plongés dans un état de dépression qui émoussait leur sensibilité?

La douleur, très vive au début, s'amoindrit notablement à mesure que la paralysie progresse. Elle n'est plus apparente quand se montre la stupeur méningitique, résultat ultime auquel aboutissent toutes les inflammations des méninges, quels que soient la localisation première et leur mode de début.

Après les douleurs, quelquefois même avant elles,

notamment pour les bras, apparaît l'impotence fonctionnelle. Elle débute par un simple affaiblissement qui,
rarement, s'accroit jusqu'à constituer la paralysie complète. Cette parésie occupe surtout les membres inférieurs. A la période d'état, ils sont fléchis ou ramenés en
avant, ou bien conservent leur position normale; s'ils
ne peuvent être soulevés au-dessus du plan du lit, ils
gardent le plus souvent quelques mouvements de laté-
ralité et de reptation qui ont une valeur diagnostique
importante.

La parésie des membres inférieurs s'étend à la vessie, à moins, ce qui est peut-être le cas le plus fréquent,
que la rétention d'urine n'ait été le premier trouble de
la motricité constatable. A cela s'ajoute parfois un phénomène important, dont l'apparition suffit pour faire
porter le diagnostic de lésion médullaire, alors que
l'abattement du malade, la fièvre, les douleurs dans les
membres et même la rétention d'urine n'éloignaient pas
de soupçonner l'infection typhique. Ce phénomène, c'est
l'érection.

Dans ces formes, la caractéristique du processus anatomique, est qu'il gagne en hauteur et en profondeur.
En même temps que la lésion monte vers l'encéphale
et qu'avant de l'atteindre elle raidit le tronc, paralyse
les bras, renverse la nuque en arrière, elle pénètre dans
les portions centrales de l'axe gris.

Tout à fait au début, en même temps que les douleurs
il existait des secousses musculaires, des soubresauts
des tendons, du tremblement, de la contracture, de l'exagération des reflexes. Ces phénomènes étaient les fidèles
interprètes de l'inflammation de l'écorce de la moelle.
Mais nous avons noté qu'en certains points le premier
symptôme était la paralysie, c'est-à-dire le signal d'une
altération des cornes antérieures, sans que les parties

périphériques en contact avec les méninges paraissent préalablement intéressées.

Ce résultat en apparence contradictoire avec les précédents, s'explique par la marche de l'inflammation tuberculeuse. Non seulement il existe, en contact avec la méninge enflammée, un cylindre de tissu médullaire qui participe plus ou moins à la phlegmasie, mais la granulation qui se développe dans les parois des vaisseaux et les oblitère, entraine en aval des modifications circulatoires qui se trahissent par des signes particuliers.

L'exagération des réflexes peut être telle qu'au plus léger contact le malade réagisse comme s'il était soumis à des décharges électriques. Au bout de 24 à 36 heures, surviennent la diminution, puis l'abolition des réflexes, indice que la lésion s'aggrave. Enfin la paralysie se complète peu à peu, mais il n'est pas exceptionnel de voir les phénomènes médullaires s'amender notablement au moment où les symptômes de la méningite cérébrale viennent occuper le premier plan. Il se fait là peut-être une sorte de dérivation de la fluxion sanguine. Les signes de la lésion spinale se complètent encore dans tous les cas par l'apparition de l'escharre sacrée, compagne des myélites diffuses.

Dans les observations que je viens de citer la mort est survenue du 15e au 20e jour. Dans les cas exceptionnels, la méningite spinale tuberculeuse est peut-être susceptible de durer beaucoup plus longtemps. M. Daremberg a rapporté l'histoire d'un homme (obs. 40) qui dans le cours d'une bronchite tuberculeuse fut pris de douleurs atroces dans les jambes et dans les reins ; ces douleurs s'accrurent peu à peu jusqu'à devenir intolérables et elles s'accompagnèrent de troubles trophiques, tels que l'émaciation des muscles des fesses et des membres inférieurs. Les choses persistèrent ainsi pendant trois ans avant l'éclosion de la méningite cérébrale. L'autopsie n'ayant pas été faite, il est difficile d'affirmer la nature de la lésion spinale malgré l'apparition ultérieure des symptômes cérébraux qui sont le témoignage de la phlegmasie tuberculeuse des méninges encéphaliques. Nous devons rester dans le doute d'autant plus que Lebert, Leudet et M. Hayem ont cité des cas de méningite spinale chronique sans granulations tuberculeuses survenues chez les phtisiques.

CHAPITRE IV

Des troubles cérébraux prémonitoires dans la méningite tuberculeuse.

Ce chapitre n'existe pas dans les livres classiques qui traitent de la méningite tuberculeuse des adultes. En effet, il n'a pas en vue de rappeler les perturbations de l'intelligence et de la sensibilité morale qui constituent les prodomes très peu de temps avant l'éclosion de la maladie confirmée. Ces particularités sont connues, surtout en ce qui concerne l'enfant ; on a maintes fois indiqué les changements de caractère, l'irritabilité ou la tendresse excessive qui se montraient quelques jours avant la céphalalgie. Mais les modifications de l'état mental qui surviennent plusieurs années ou plusieurs mois avant toute apparence de maladie soit cérébrale soit pulmonaire est un fait d'une valeur diagnostique et pronostique considérable ; il mérite d'attirer l'attention.

Qu'un enfant quelque temps avant que la méningite se démasque subisse des perversions de l'intelligence, qu'il devienne morose, mélancolique, ou irritable, le changement est pénible pour la famille, mais il n'a pas, au point de vue social, de conséquences bien graves. Il en est tout autrement lorsqu'il s'agit d'un adulte.

Faire l'histoire complète de ces troubles cérébraux prémonitoires est une tâche importante, mais qui nous est interdite par le défaut d'observations ; l'interprétation que nous pourrions donner de ces accidents est sujette à révision puisque bien peu d'autopsies ont été faites qui puissent confirmer notre hypothèse. Comme tous les malades dont il s'agit ici succombent tôt ou tard à la méningite tuberculeuse, il est rationnel de penser que les troubles cérébraux survenus antérieurement sont sous la dépendance d'une tuberculose méningée. La relation constante dans nos huit observations entre un état mental anciennement troublé et des accidents éloignés de méningite apporte un argument d'une certaine importance. Pour la preuve absolue, il faudrait trouver chez les méningitiques qui ont présenté depuis longtemps les troubles dont je parle, une tuberculisation lente et ancienne des méninges. A côté des granulations récentes, il faudrait reconnaître les tubercules anciens, or ceci n'a pas été fait. Les quatre observations de M. Daremberg ne comportent pas d'autopsie et dans celle qui m'est personnelle, je n'ai pas songé à faire cette recherche parce que, à ce moment, mon attention n'était pas fixée sur les accidents prémonitoires.

Quoi qu'il en soit de la cause, le fait n'en persiste pas moins. Voici en quelques mots l'histoire d'un de mes malades (obs. 29). Un jeune homme de santé ordinairement bonne et d'habitudes régulières éprouva vers l'âge de 19 ans un changement notable dans son caractère. Il devint triste, soucieux, maussade. Il ne voulut plus habiter avec sa famille et quitta sa mère pour aller demeurer seul. Un mois à peu près avant le début des accidents qui l'amenèrent à l'hôpital, il entra chez un marchand de vin, but différentes liqueurs et fit ensuite appeler le patron pour lui dire qu'il avait de l'argent et qu'il refusait de payer. Quoiqu'il ne parut pas ivre, il s'entêta obstinément dans son refus. On le conduisit au poste de police où il passa la nuit. Le lendemain matin il se fit réclamer par sa mère et, de sa conduite de la veille, il ne put donner aucune explication raisonnable. Un mois après, il fut pris de faiblesse dans les membres inférieurs, puis dans le membre supérieur. Cette impotence s'accrut pendant cinq jours, jusqu'au moment où éclata la céphalalgie. Il vint mourir dans le service de M. Rigal. La maladie confirmée avait duré 28 jours. Nous tenons ces renseignements de la mère du malade. Les circonstances particulières dans lesquels ces troubles cérébraux s'étaient manifestés, avaient éveillé grandement l'attention des parents, aussi, avons-nous pu avoir sur ce point des informations précises. Mais il est bien probable que l'état cérébral de C... à dû lui faire commettre d'autres actions un peu déraisonnées sur lesquelles nous n'avons malheureusement rien pu apprendre.

L'enquête sur les antécédents d'un malade est difficile à faire à l'hôpital ; dans les observaions 6, 7, 42, il est indiqué dans les antécédents, des bizarreries de caractère curieuses qui remontent à plusieurs années ou plusieurs mois. mais malheureusement des notes explicites font défaut. L'un avait ses idées modifiées depuis 2 ans, et succomba en trois jours après une attaque apoplectiforme. Il n'avait de tubercules que dans les méninges. Si l'on ne veut pas admettre que c'est la tuberculose lente des méninges qui entraîne des modifications mentales, il faut, dans ce cas, attribuer celles-ci à l'influence d'une diathèse qui n'aurait pas eu encore de manifestations locales. Cette explication ne serait pas sans reproches.

Une autre malade qui, deux mois après, devait entrer franchement dans la méningite par une attaque apoplectiforme, fut prise du délire de persécution. Sans que rien dans sa santé générale attirât l'attention, elle devint soupçonneuse, elle accusa sa famille de vouloir se débarrasser d'elle.

Nous avons vu plus haut qu'un individu (obs. per-

sonnelle) sous le coup d'une tuberculisation méningée
latente avait passé une nuit en prison pour avoir commis
un acte qualifié d'escroquerie. La mésaventure peut être
beaucoup plus sérieuse. Dans l'obs. 42, nous voyons
l'histoire d'un homme qui, dès le premier jour de son
internement à la prison de la santé, laissa reconnaître un
dérangement intellectuel notable. Un mois après, son
délire nocturne attira l'attention des gardiens. Il finit par
succomber avec les symptômes classiques de la méningite tuberculeuse. Il est permis de se demander dans
quelle mesure les actes qui avaient dicté une condamna-
tion n'étaient pas sous la dépendance de son affection
méningée. Un fait encore plus probant, c'est l'histoire
que je n'ai pas besoin de rappeler de Menesclou, con-
damné à mort pour viol et assassinat, et à l'autopsie
duquel on trouva des ganglions caséeux suppurés et des
méninges adhérentes aux circonvolutions frontales.

Des observations dignes de foi, prises dans la clientèle
civile (40, 41, 43, 44), montrent quelles perturbations
dans l'intelligence et les sentiments affectifs peuvent
précéder la méningite tuberculeuse. Le caractère particulier de ces désordres consiste dans un affaiblissement
général des facultés ; l'esprit devient lourd, ennemi à
l'excès de tout travail, et sa faiblesse contraste avec son
irritabilité. Dans des cas plus rares, cette irritabilité
anormale est remplacée par une insouciance sans limites.

Les choses vont ainsi pendant 2 ou 3 ans, puis la
scène se modifie un peu par la survenance de symptômes
de tuberculisation pulmonaire, « le tuberculeux a le
malheur de devenir phtisique ». En dernier lieu, la terminaison se fait par des phénomènes caractéristiques de
la méningite et le malade succombe dans le coma. Dans
un cas (obs. 44), la méningite terminale a été précédée
d'un délire furieux qui a duré trois mois.

Il nous paraît que ces troubles cérébraux ne peuvent être regardés comme des exemples de folie survenant chez des tuberculeux. Le professeur Ball (*Encéphale* 1881) a fort bien étudié la vésanie tuberculeuse, ses relations intimes et son évolution vis-à-vis de l'affection pulmonaire. Il a montré que cerains poitrinaires, qui guérissent contre toute attente, devenaient la proie d'une sorte de folie lucide caractérisée par un acharnement à nuire à quelqu'un, et par la manie du soupçon. Ce tableau diffère, à beaucoup près, de celui que nous ont offert nos malades. D'abord, les troubles cérébraux qu'ils présentaient étaient primitifs et non point secondaires à la tuberculisation pulmonaire ; ils n'ont point offert d'alternance manifeste d'amélioration ou d'aggravation suivant que l'état de la poitrine suivait une marche inverse, enfin, ils ne constituaient ni la folie lucide, ni l'état de satisfaction et d'incroyable espérance réservé à certains poitrinaires.

Ce n'est pas un délire vrai, c'est un affaiblissement général des facultés intellectuelles. L'esprit, la mémoire, le caractère se ternissent, en même temps que s'élèvent d'autres signes de faiblesse, l'irritabilité extrême et parfois l'appréciation défectueuse des actes de la vie.

Au point de vue anatomique, la différence entre la folie des tuberculeux et les troubles cérébraux prémonitoires de la méningite tuberculeuse n'est pas moins nette. Dans le premier cas, on n'a constaté (Ball) que l'hyperémie veineuse des méninges avec anémie et raréfaction de la substance cérébrale ; dans le second, la méningite tuberculeuse est venue 8 fois sur 8 observations terminer la scène morbide. Entre les troubles cérébraux remontant à plusieurs années ou plusieurs mois et la méningite tuberculeuse terminale, il doit y avoir plus qu'un rapport de coïncidence.

CHAPITRE V

Etude des symptômes en particulier.

Nous ne devons pas faire l'histoire complète de ces
symptômes, mais indiquer seulement ce que leur évolution offre de particulier dans les formes anormales que
nous étudions. Aussi, plusieurs phénomènes fort importants seront laissés de côté, sur lesquels nous ne
pourrions que répéter les descriptions classiques.

I. Convulsions. Contractures. Paralysies.

La symptomatologie de la méningite tuberculeuse
étant toute d'emprunt, on comprend que des plaques de
méningite localisée pourront ne traduire leur présence
que par des effets d'excitation ou de destruction d'une
zone corticale. La limitation même de la phlegmasie,
ne suscitant point les symptômes ordinaires de la méningite, ceux-ci font défaut quand éclatent des accidents
d'une importance capitale, ce sont des attaques d'épilepsie partielle, d'épilepsie généralisée ou de paralysie.

Peu d'affections apportent à la doctrine des localisations cérébrales, un appoint plus sérieux et des preuves
plus convaincantes que la maladie que nous étudions.
Parmi nos observations, les unes inédites, les autres
prises dans les auteurs, sans autre souci que de recueillir
les cas qui s'éloignaient de la description classique, nous
en comptons douze qui, pour tout symptôme de début,
n'indiquent pas autre chose que des convulsions, des

contractures ou des paralysies parfaitement limitées ·
Dans tous les cas, sans exception, ces contractures ou
ces paralysies coïncident avec une lésion des circonvolutions dites psycho-motrices. L'analyse attentive de
ces observations apprend de plus que ce n'est pas en un
point indifférent de la zone motrice que correspon-
daient les troubles de la motilité constatés pendant la
vie. Toujours quand il y a eu hémiplégie la partie supérieure des circonvolutions frontale et pariétale ascendantes et le lobule paracentral étaient ramollis et adhé-
rents à la méninge enflammée; toujours aussi quand on a
constaté une monoplégie soit du membre supérieur soit
du membre inférieur, les lésions étaient localisées soit
dans la région supérieure des circonvolutions fronto-
pariétales, soit dans le lobule paracentral. De même
encore lorsque la paralysie d'un membre la première en
date et la plus avancée avait gagné tout le côté du corps,
on retrouvait sur le manteau cérébral dans les points
précités une altération plus ancienne et plus profonde
qui s'était étendue récemment au voisinage.

La lecture des observations cliniques suffit pour indiquer le siège et la plupart du temps le degré de la lésion
anatomique, avant d'avoir sous les yeux la relation de
l'autopsie. Inversement, quand les altérations diffuses
ou limitées en formes de plaque (obs. 32) en dehors de
la zone psycho-motrice ont été l'occasion d'un début
symptomatique brusque, on a pu observer une ou plusieurs attaques épileptiformes subintrantes, mais elles
ont été généralisées, non limitées. Elles ne correspon-
daient pas à une excitation locale, mais à une excitation
réflexe atteignant la bulbe.

Des cas de limitation aussi nette des symptômes et
des lésions ne sont pas seulement curieux au point de
vue de l'évolution de la méningite tuberculeuse; ils

offrent encore le plus grand intérêt en ce qui concerne l'étude des localisations cérébrales. Peu d'observations comme celle qui a été prise dans le service du professeur Potain par notre collègue et ami Sapelier (obs. 1), font connaître d'une façon plus parfaite, les fonctions du lobule paracentral. A côté de celle-ci, la plus remarquable par ses phénomènes objectifs et sa lésion circonscrite, il faut en placer quatre autres (obs. 2, 29, 30, 31) qui ont eu comme particularité clinique de présenter des troubles de la motilité (convulsions, contractures, paralysies) limitées au membre inférieur pendant un certain temps. Plus tard le membre supérieur a été atteint. — Dans tous ces exemples la méningo-encéphalite avait son siège et son maximum d'intensité au niveau du lobule paracentral; la lésion était plus récente et moins avancée sur la portion supérieure des circonvolutions frontale et pariétale ascendantes. Dans ces formes de méningites tuberculeuses anomales qui entrent dans le cadre de ce que nous avons appelé les méningites en plaques, il est un caractère qu'il importe de bien faire ressortir et de bien préciser. Ce caractère est le suivant : les troubles moteurs peuvent être très précoces, et précéder de longtemps tout autre phénomène morbide; ils sont sous la dépendance d'une lésion de l'écorce et non pas d'une altération des corps opto-striés; ils résultent d'une variété d'encéphalite qui ressortit au processus inflammatoire et non pas à la nécrobiose.

Je ne parle, bien entendu, que des formes spéciales que j'ai étudiées et ne m'occupe point des types réguliers. On sait, en effet, que dans ces derniers cas un observateur aussi distingué que M. Rendu a pu, au sujet des paralysies et de leurs causes anatomiques, formuler une proposition qui diffère beaucoup de celle que je viens d'énoncer.

Par conséquent, en ce qui concerne les troubles moteurs, je partage parfaitement les opinions émises par M. Landouzy et ne saurait que répéter les conclusions qui terminent sa thèse. Je puis même compléter deux points que cet auteur avait considérés comme des desiderata difficiles à obtenir à cause de la rapidité d'évolution de la méningite. Dans un cas (obs. personnelle) où il y avait hémiplégie par méningo-encéphalite de la zone psycho-motrice et trépidation spinale facilement provoquée, j'ai pu constater sur les coupes de la moelle, une sclérose du faisceau pyramidal parfaitement appréciable. La maladie avait durée 28 jours. Dans un autre cas (obs. 1) où il s'agissait encore d'une inflammation tuberculeuse de la pie-mère et du lobule paracentral avec monoplégie du membre inférieur, on constata par la mensuration, un mois après le début des accidents, une atrophie manifeste du membre paralysé. Il y eut, un peu plus tard, une escharre sur la fesse. Ces faits inédits fourniraient encore une preuve, si besoin était, des propriétés physiologiques de certaines zones de l'écorce cérébrale.

Quand les convulsions, contracture et paralysie, apparaissent toutes trois dans un membre, la règle, comme l'a fort bien indiqué M. Landouzy, est que les phénomènes convulsifs se montrent les premiers en date. L'explication qu'en donne cet auteur est la suivante : la convulsion trahit l'excitation fonctionnelle, la contracture est l'indice de l'irritation et la paralysie de la destruction des cellules nerveuses, Cela est vrai pour la convulsion et la contracture, mais pour la paralysie, il importe de distinguer. Celle qui survient progressivement après des douleurs de tête violentes, s'installe et s'accroit presque toujours, est en effet la conséquence d'une altération profonde des cellules ganglionnaires, sinon d'une destruction complète ; mais il existe une autre variété de paralysie qui n'est pas signalée par les auteurs qui se sont occupés de la méningite. C'est une paralysie transitoire qui reste localisée à un groupe musculaire ou à un membre convulsé et qui semble due à l'intensité même des convulsions. Il se fait vraisemblablement une sorte d'épuisement nerveux à la suite de contractions d'une incroyable violence. Dans l'observation 1, ces secousses étaient si fortes, qu'on entendait les crépitations musculaires en se plaçant au pied du lit du malade.

Et pendant que le membre était ainsi convulsé, toute motilité volontaire, toute sensibilité, tout réflexe était aboli. A cela, vint même s'ajouter momentanément de l'incontinence d'urine. Une heure après, la sensibilité et les réflexes étaient en partie revenus. Quatre jours encore, et l'impotence fonctionnelle était suffisamment amendée pour que le malade pût marcher. La paralysie revint à mesure que progressa la méningo-encéphalite.

Cette impotence fonctionnelle, qui possède bien les caractères assignés par M. Charcot aux paralysies corticales, n'est pas inévitablement précédée de convulsions ni de contracture, et nous citerons plusieurs observations de méningo-encéphalites localisées où la paralysie a été le premier phénomène appréciable. Il en était encore ainsi dans un cas publié par M. Landouzy, en 1877, dans lequel une plaque de tuberculose méningée, survenue chez un vieillard athéromateux, simulait à s'y méprendre un ramollissement sénile et en offrait tous les symptômes.

En terminant ce qui a trait aux troubles moteurs, je signalerai un phénomène qui s'observe quelquefois dans les membres légèrement contracturés. C'est un état semi-cataleptique des muscles, qui les maintient quelques secondes dans la position qu'on leur a donnée.

II. Troubles psychiques. Délire. Coma.

Le délire dans les méningites tuberculeuses anormales est un des phénomènes qui présentent les plus grandes modifications, quant à leur apparition, leur durée, leur intensité. Il peut aussi acquérir une violence telle qu'il domine tous les autres symptômes, et qu'il les efface presque complètement.

Un des caractères des méningites en plaques, c'est que le délire fait défaut dans la majorité des cas. Il n'est pas mentionné dans les observations 1, 5, 27, 29, 31, 32. Dans les cas de MM. Barié et du Castel (obs. 30), il n'est survenu que tout à fait à la fin ; le malade, plongé dans la demi-somnolence, délirait un peu.

A la paralysie qui se montre si souvent dans ces formes, succède un peu d'agitation, puis de la torpeur, de la somnolence et enfin du coma. Ces diverses étapes sont franchies plus vite quand, à une ou plusieurs attaques d'épilepsie généralisée, succède le coma mortel (obs. 32). Le délire fait encore défaut dans le cas où l'inflammation tuberculeuse s'est étendue sur toute la méninge, à la condition que le processus anatomique suive une marche lente.

Dans l'observation que nous devons à notre ami Girudeau, l'inflammation tuberculeuse de la pie-mère a mis trois mois à arriver à son terme. Depuis le début des accidents jusqu'à la mort, le malade a souffert de céphalalgie et de vomissements très intenses ; il n'a jamais déliré. Dans le cas de M. Ollivier, la méningite tuberculeuse était chronique.

Ajoutons que lorsque le délire se montre dans les

formes anormales, il est encore bien variable dans son époque d'apparition, dans ses caractères, dans son intensité. Nous avons signalé les troubles cérébraux prémonitoires de la méningite tuberculeuse ; nous n'y reviendrons pas. La plupart sont caractérisés par un affaiblissement général des facultés intellectuelles plutôt que par un véritable délire. Celui qui se montre dans la méningite tuberculeuse confirmée, qu'elle soit primitive ou secondaire, surgit à un moment qui n'a rien de fixe. Il peut survenir après une céphalalgie qui a duré plusieurs jours et bruyamment attiré l'attention ou bien être le premier phénomène saillant.

Quant à son intensité, il importe de remarquer qu'il n'affecte aucun rapport avec l'état de la température. Il peut n'être qu'à peine appréciable quand la méningite accompagnée de broncho-pneumonie tuberculeuse dessine une courbe qui oscille autour de 40° (obs. 13) ; il peut être très intense quand la fièvre manque (obs. 33). Il est rare qu'il conserve pendant tout le cours de sa durée les caractères qu'il avait affirmés au début ; à mesure que la maladie progresse il se modifie.

Dans les cas les plus fréquents, il se manifeste d'abord la nuit pour faire place, pendant le jour à la somnolence et si les malades sont entachés d'alcoolisme, il porte la trace de l'intoxication. Il s'accompagne d'agitation plus vive, de rêves professionnels et d'hallucinations de la vue.

La somnolence diurne qui sépare les periodes de délire prend bientôt un caractère particulier. Les malades les yeux demi-clos regardent machinalement un objet ; ils sont plongés dans une méditation telle que les questions qu'on leur adresse ou les excitations cutanées sont à peine perçues. Parfois cette apparence de réflexion profonde n'empêche pas le malade d'exécuter certains mouvements automatiques, comme d'essayer de saisir une mouche au vol.

Avant d'aboutir à cet état d'affaissement intellectuel, le délire n'a pas toujours commencé par être tranquille. Nous avons vu qu'il pouvait succéder assez brusquement à une simple obnubilation et présenter tous les caractères de la manie aiguë. Dans un cas, ce délire excessivement violent fit place à un coma brusque occasionné par une hémorrhagie méningée.

Il serait difficile de comprendre, dans une description générale, toutes les variétés des troubles psychiques que peut faire naître la méningite tuberculeuse. Chaque malade est susceptible d'offrir des idées délirantes qui s'éloignent notablement de celles qu'on a coutume d'observer.

Nous en citerons deux exemples : Le premier concerne une jeune fille qui, après avoir commencé l'évolution d'une méningite tuberculeuse par une attaque apoplectiforme, présenta quelques jours après de l'agitation nocturne. Puis le délire commence : « Elle s'assied sur son lit, la figure animée, proférant incessamment et le plus souvent à voix basse des paroles sans suite. Lorsqu'on lui demande pourquoi elle cause ainsi, elle répond qu'elle dit des prières; sa voix est brève, saccadée. Il y a un mot sans signification qu'elle répète sans cesse. Ses mains sont en mouvement continuel, tantôt elle les frotte l'une contre l'autre; tantôt elle déplace les objets qui sont sur son lit. De temps en temps elle pousse un cri; si on lui en demande la raison, elle dit qu'elle a mal à l'estomac. » Le lendemain, la somnolence commença et elle succomba deux jours après dans le coma.

L'autre observation a trait à une femme atteinte de

méningite tuberculeuse à forme tout à fait insolite. Le
délire, après une courte période d'agitation, commença
par être mélancolique. La malade se lamentait, se dé-
sespérait, disait qu'elle avait des paquets de nerfs dans
le ventre qui la feraient mourir. Elle ressassait toujours
le même thème, sans animation, sans demander du
secours. Le lendemain la scène avait changé ; elle ne se
plaignait plus et restait le regard vague, plongée dans
les méditations.

Elle obéissait machinalement à tout ce qu'on lui de-
mandait. C'est en tenant compte de cet état mental caractérisé plutôt par une absence de raisonnement que
par des conceptions délirantes que M. Lasègue porta le
diagnostic de méningite subaiguë. Enfin, dans des cas
rares, le délire, après avoir erré quelques jours sans
fixité particulière, revêt tout à coup la forme érotique et
suivant sa violence, persiste quelques heures ou quelques jours.

Quelle est la condition pathogénique de ce symptôme ?
La réponse est assez difficile à faire. Cependant la
théorie la plus en faveur est la suivante : les troubles
intellectuels sont dus aux irradiations incessantes qui,
parties de foyers malades, vont stimuler les circonvolutions restées saines. Cette explication ne nous satisfait
qu'à demi. En effet, dans les méningites en plaques,
les irradiations devraient se faire parfaitement de la zone
malade vers les régions saines. Or, le délire est, dans ce
cas, exceptionnel. Il manque aussi quand la marche du
processus anatomique est très lente. Il présente, au contraire, son maximum d'intensité quand les lésions sont
développées sur la convexité des hémisphères et que la
durée en est courte. Pour toutes ces raisons, il nous parait devoir être attribué aux troubles circulatoires, que
les capillaires soient modifiées dans leur calibre par des

altérations organiques ou par l'influence vaso-motrice.

Quant au coma, il est le résultat de causes bien diverses. Celui qui succède à l'attaque apoplectiforme ou épileptiforme initiale est évidemment le résultat de la congestion cérébrale. Nous avons vu que celle-ci pouvait aller jusqu'à l'hémorrhagie cérébrale ou méningée. Il est de règle que le coma profond et prolongé de la période terminale soit occasionné par un épanchement ventriculaire abondant. Mais dans nombre de cas où ce symptôme existe, sans être, il est vrai, très accusé, on ne trouve qu'une quantité de liquide insignifiante ou même pas trace d'épanchement. Il en était ainsi dans une observation personnelle et dans la plupart des cas où la méningite se cantonne dans une plaque de la convexité.

III. Sensibilité.

Dans les formes anomales, les troubles de la sensibilité offrent quelques caractères particuliers qu'il importe de signaler. Ils diffèrent suivant que la lésion prédomine dans les enveloppes cérébrales ou médullaires.

La céphalalgie, ce symptôme qui ne fait jamais défaut dans les cas ordinaires, s'efface parfois ou s'atténue au point de passer inaperçu pendant toute la durée de la maladie. Ce fait est-il vrai, exceptionnel, mais ce qui l'est moins, c'est de constater que l'affection s'est affirmée, depuis dix ou quinze jours, par des phénomènes, comme la paralysie ou la contracture, sans que le moindre mal de tête ait attiré l'attention.

Sans doute, dans les cas les plus fréquents, la douleur survient à un moment donné et n'est pas plus douce pour avoir été retardée ; mais, nous l'avons dit, elle peut presque faire défaut. Lorsqu'elle est causée par une plaque de méningite localisée, elle n'est plus diffuse, mais prend un siège fixe qui correspond habituellement à la région malade. Elle est alors exagérée par la pression, et ce caractère, en l'absence de toute fièvre, de tout vomissement, de toute modification du pouls, n'aide pas à porter le diagnostic de méningite tuberculeuse, quand on ne soupçonne pas une anomalie. Si la céphalalgie peut manquer parfois, elle acquiert en d'autres conditions une durée tout à fait insolite. Nous relatons deux observations où elle a persisté trois et quatre mois avant l'éclosion des symptômes méningitiques. Elle est sujette à des paroxysmes qui arrachent des plaintes violentes ou plutôt des exclamations : « Ah ! ma tête ! » etc.; mais les véritables cris hydrencéphaliques, sur lesquels on a tant discuté, sont véritablement bien rares dans les formes que nous étudions. Aucune de nos observations n'en fait mention. Dans un seul cas, sur lequel nous reviendrons, la malade, plongée dans le coma, proférait quelques heures avant la mort des cris épouvantables qui s'entendaient très loin. Mais la douleur n'était pour rien dans l'apparition de ce symptôme; il était le résultat d'une convulsion simultanée des constricteurs de la glotte et des muscles expirateurs.

Si les cris dits hydrencéphaliques sont rares pour ne pas dire exceptionnels, on les trouve au contraire très fréquents dans les accidents pseudo-méningitiques qui appartiennent à l'hystérie. M. Rendu les a observés chez un malade atteint d'un gliosarçome de la couche optique.

Les plaques de méningite tuberculeuse ne produisent pas seulement des phénomènes douloureux limités à la tête, parfois le seul accident qui trahit leur présence c'est une douleur intense et subite dans un membre. Celui-ci est en proie à des crampes et à des secousses mus-

culaires horriblement pénibles. La plaque siège dans la
zone psyco-motrice. Mais en même temps que ces douleurs spontanées, on constate l'existence d'autres troubles
de la sensibilité limités aux points mêmes, qui sont déjà
convulsés ou paralysés. Et cette localisation de l'anesthésie est tout à fait en rapport avec ce que nous savons
de la physiologie des circonvolutions psycho-sensitivo-
motrices. Quant aux symptômes qui sont sous la dépendance de la moelle, il est bien certain que l'hyperesthésie
du début doit être attribuée à l'irritation des méninges
spinales, et que les douleurs fulgurantes qui se montrent quelquefois lorsque les lésions médullaires sont
très développées, appartiennent à l'altération des racines
postérieures.

IV. Troubles oculaires.

De nos observations, deux seulement indiquent un
examen ophthasmoscopique. C'est cependant dans les
formes anormales de la maladie, alors que le diagnostic
est obscur, que ce moyen d'exploration rendrait les
meilleurs services. Il a permis d'affirmer l'existence in-
dubitable de la méningite tuberculeuse dans un cas où
les symptômes avaient fini par s'amender et disparaître
(obs. 48).

V. Température. — Pouls. — Respiration.

Un des points qui frappent le plus l'attention dans
l'histoire de la méningite tuberculeuse, c'est l'incons-
tance des résultats thermométriques. L'absence de fièvre
est notée dans plusieurs de nos observations jusqu'aux
derniers moments de la vie. Et cela même, pendant que
le délire était intense. Parfois, au contraire, cette tem-

pérature était très élevée et a pu atteindre quelques minutes avant la mort le chiffre de 42°5. Enfin la courbe
qui oscille entre 38 et 39° est la plus fréquente. Il importe d'abord de bien spécifier les cas dans lesquels la
méningite évolue toute seule, sans être accompagnée de
manifestations tuberculeuses en d'autres organes. S'il
s'agit de tuberculose aiguë généralisée, bien que par les
symptômes la méningite occupe la première place, on
chercherait vainement dans la courbe l'abaissement de
la température à la période moyenne. Mais, d'autre
part aussi, la méningite évoluant en même temps qu'une
double pneumonie caséeuse dans les sommets (obs. 8),
on devrait s'attendre à voir vérifier la loi posée par Archambault. C'est-à-dire qu'en raison de la complication
pulmonaire la dissociation entre la température et le
pouls étant produite on devrait avoir de la fièvre et du
pouls lent. Or, c'est juste le contraire qui s'est produit,
le pouls et la respiration étaient très accélérés et la température ne dépassait guère 38°.

Si on jette les yeux sur les courbes que nous repro-
duisons, on verra qu'il est difficile d'y retrouver les trois
périodes thermiques qui sont la règle ordinaire dans la
méningite tuberculeuse des enfants, comme l'a dé-
montré M. Roger.

Dans les formes anomales de l'adulte, on trouve bien
parfois des courbes (obs. 3-13) dans lesquelles la température a été plus basse à un moment donné qu'au
début ou qu'à la fin de la maladie, mais cet abaissement
de la fièvre n'a pas une valeur bien grande; il ne va pas
jusqu'à descendre au chiffre normal sans parler de le
dépasser.

La température affecte d'ordinaire le type rémittent,
aux approches de la mort son évolution est encore sans
règle fixe. Tantôt elle s'élève démesurément, tantôt elle

n'atteint qu'un degré inférieur à celui des jours précédents.

Le pouls ne présente pas des modifications moindres du type qu'on lui accorde dans les formes régulières. Très souvent il n'est pas irrégulier, inégal; très souvent il n'est pas ralenti pendant la durée de l'affection. Il est important cependant de remarquer que, le pouls battant 70 fois pendant que la température atteint 38°,5, indique que les contractions cardiaques n'ont pas la fréquence qu'elles devraient avoir et que le ralentissement est plus réel qu'apparent. La courbe générale du pouls suit à peu près celle de la température sans lui être absolument soumise; comme le fait remarquer Archambault elle est sujette à des oscillations plus brusques et plus amples. Sa fréquence est beaucoup plus intimement liée à celle de la respiration qu'à l'état de la température, et cette corrélation s'explique facilement, puisque les modifications du pouls et de la respiration dépendent de l'excitation ou de l'épuisement bulbaire.

A l'approche de la mort, le pouls devient d'ordinaire de plus en plus rapide ; parfois sa vitesse est moindre que la veille, la fièvre fait alors toute seule l'ascension terminale.

La respiration est indiquée dans les livres comme se faisant sous le rhytme du type Cheyne-Stokes. Dans les observations qui nous sont personnelles, ou d'autres encore dans lesquelles ce caractère a été bien noté, il ne s'agissait pas de ce rhytme particulier bien net. La période d'apnée faisait défaut et l'irrégularité consistait dans une succession de respirations rapides et de respirations plus lentes.

VI. Troubles digestifs. — Etat des urines.

Au sujet des troubles digestifs, nous aurons peu de chose à dire ; la constipatien peut manquer et être remplacée pendant tout le cours de la maladie par la diarrhée, sans qu'il existe de lésion intestinale (obs. 14). Enfin, l'absence complète de vomissements est notée dans nombre d'observations. Nous rapportons deux cas où la présence du sucre dans l'urine a été constatée, sans que rien dans l'état antérieur ait pu faire soupçonner la présence de ce symptôme. Peut-être était-il sous la dépendance de troubles dans la circulation bulbaire?

CHAPITRE VI

Considérations d'anatomie pathologique.

Nous ne pouvons faire une description complète de l'anatomie pathologique de la méningite tuberculeuse. Ce serait sortir de notre sujet. D'ailleurs, sur beaucoup de points, il nous serait impossible de ne pas redire ce qu'on trouve dans les livres classiques. Un tel travail serait inutile autant que fastidieux. Pour ce qui concerne le siège et la constitution des granulations dans les méninges, nous renvoyons à la description magistrale que le professeur Cornil en a tracée en 1868. On la trouvera reproduite dans les livres classiques, en France et à l'étranger, notamment dans l'ouvrage de Reindfleisch. Dès ce moment, M. Cornil faisait une remarque d'un intérêt capital : c'est que ce n'était pas la forme granulation qui constituait le caractère du tubercule et que la prolifération des éléments de la pie-mère, comme celle qui se montrait dans les gaines lymphatiques *sans affecter la forme d'un nodule*, était bien du tissu de granulation. C'était la démonstration histologique de l'infiltration tuberculeuse.

Nous laissons aussi de côté, n'ayant rien à dire sur ce point, l'épanchement ventriculaire, le ramollissement du corps calleux, de la voûte à trois piliers et du septum lucidum.

En ce qui concerne les lésions de la méningite spinale tuberculeuse, nous avons pu vérifier plusieurs fois l'exactitude de la description histologique de M. Liouville.

Nos recherches ont porté surtout sur les formes de méningite en plaques que nous décrivons. Comme les paralysies de la méningite tuberculeuse ont été attribuées surtout à des foyers de ramollissement nécrobiotique siégeant presque exclusivement dans la région des corps opto-striés, nous avons examiné avec attention les cas dans lesquels ces portions de l'encéphale étaient parfaitement respectées. La paralysie dépendait alors uniquement d'une lésion corticale.

C'est l'étude histologique de ces altérations que nous avons en vue. A l'état frais, on voit que le processus inflammatoire caractérisé par la présence de la suppuration et l'adhérence des méninges à la substance corticale, ne s'étend que sur une portion limitée de la membrane. A ce niveau, les tubercules miliaires sont extrêmement confluents. Dans le reste de la pie-mère, ils sont au contraire en nombre relativement faible et constituent en ces points de la tuberculose méningée, plutôt que de la méningite tuberculeuse. Sous la plaque de méningite la substance corticale est ramollie, diffluente, a un aspect gélatiniforme et tremblottant. Les vaisseaux sont dilatés et les foyers de congestion se retrouvent assez profondément dans la substance blanche.

La pièce ayant été durcie montre, à l'œil nu, sur une section faite bien perpendiculairement à la surface du lobule paracentral l'envahissement de la zone centrale par la phlegmasie méningée et la propagation du processus dans la substance médullaire. En effet, la coloration de la couche grise n'est pas la même dans tous les points revêtus par la pie-mère. Par places, où la lésion est plus légère, la couleur de l'écorce est moins foncée et se différencie nettement et brusquement de la substance blanche ; à côté, zone corticale et zone mé-

dullaire sont beaucoup moins distinctes et la coloration
jaunâtre de l'une se propage presque sans transition à
l'autre ; la limite qui les sépare. au lieu de former une
ligne courbe régulière, est brisée par places ; il semble
que la substance blanche pénètre dans la grise. Si on
porte son attention sur les faisceaux médullaires, on
constate à $0^m,01^c$ ou $0^m,02^c$ au-dessous de l'écorce,
qu'il existe de petits foyers disséminés çà et là, confluents
par places, présentant un petit pointillé noirâtre dans
lequel on reconnaît les capillaires dilatés et gorgés de
sang. Parfois, le long de ces vaisseaux, les accompagnant dans leur distribution, on distingue une légère
dépression du tissu qui semble en ce point plus friable.
Au-dessus de la circonvolution et la revêtant, on voit la
pie-mère épaissie, jaunâtre, infiltrée de pus et de tubercules. Les détails plus précis doivent être demandés au
microscope.

Sur une coupe qui doit nécessairement avoir une
grande étendue, pour qu'on puisse suivre la distribution des vaisseaux et les rapports des zônes très altérées avec celles qui le sont moins, on peut à un faible
grossissement, reconnaître la disposition topographique
des principales lésions.

La pie-mère très épaissie par endroits à cause de
l'exsudation de fibrine qui infiltre ses mailles, est intimement adhérente aux circonvolutions ; et lorsqu'elle
est séparée, elle entraîne des portions de la couche superficielle. Les exsudats fibrineux ne sont pas uniformément répartis, mais situés par places dans la couche
moyenne de la membrane ; ils sont formés par de fines
lames de fibrine entremêlées les unes avec les autres,
limitant de la sorte les loges ou alvéoles dans lesquels sont compris en nombre variable des globules
blancs.

La partie la plus superficielle de la méninge ne contient pas d'exsudats fibrineux, mais elle présente une néo-formation active de ses éléments ; il en est de même à la partie profonde ou la prolifération conjonctive se confond avec celle qui prend naissance dans la couche la plus superficielle de l'écorce.

Les vaisseaux présentent des altérations considérables. Autour d'eux, les entourant complètement, ou ne leur formant qu'une demi-ceinture, on trouve une accumulation de petites cellules, infiltrant la tunique celluleuse, la gaine lymphatique et la pie-mère adjacente, s'arrêtant pour constituer de petits nodules isolés ou se diffusant pour réunir entre eux tous les vaisseaux. Ceux-ci se trouvent plongés dans des nappes de jeunes cellules. La lésion n'est pas limitée tant s'en faut à la périphérie des vaisseaux car leur paroi interne présente une endartérite excessivement développée. Cette tunique profonde acquiert une épaisseur 5 ou 6 fois plus grande qu'à l'état normal.

Le calibre de la cavité vasculaire finit par être extrêmement diminué et parfois supprimé dans les petites branches. A côté de vaisseaux très altérés, on en trouve d'autres même d'un petit volume qui ne présentent qu'un épaississement de leur tunique externe. Les artérioles qui pénètrent dans la substance cérébrale ont à peu près toutes leurs parois malades. Les unes encore perméables sont dilatées et gorgées de globules rouges ; les autres ont leurs parois infiltrées d'éléments nucléaires et dans leur cavité existe un bouchon formé de globules blancs emprisonnés dans la fibrine. Proches de vaisseaux très engorgés, on voit çà et là de très fins capillaires remplis de sang qui ont laissé les globules rouges s'infiltrer dans la substance voisine.

Tout cela n'a jusqu'ici rien de bien particulier et se

trouve dans les descriptions classiques. Nous devons maintenant indiquer les altérations cellulaires et leur disposition topographique qui font de cette encéphalite une maladie tout à fait à part. C'est, en effet, un mélange d'altérations inflammatoires et d'altérations regressives. Celles-ci étant bien moins importantes que celles-là.

Sur la coupe vue à un faible grossissement, on remarque que la substance grise n'a pas une coloration uniforme. Parfaitement différenciée de la substance blanche par places, elle semble en d'autres endroits se confondre avec elle parce qu'elle est devenue plus transparente ; de sorte que l'écorce grise parait formée par une juxtaposition de zones foncées et de zones plus claires disposées irrégulièrement, les unes petites, les autres grandes. Cette disposition est plus accentuée dans les portions de l'écorce qui correspondent aux altérations méningées les plus fortes.

Cette distribution du tissu en portions claires et portions foncées, malgré son irrégularité apparente, est vraisemblablement sous la dépendance des vaisseaux, car sur des coupes favorables ont voit que les portions claires, qui semblent dues à la raréfaction du tissu, s'enfoncent dans la profondeur sous forme de coin ; leur limite ne se confond pas insensiblement avec les portions du cerveau relativement respectées, elle est nette et bien tranchée. Cette modification de la substance grise n'est pas la seule que l'on observe même à ce faible grossissement. On voit, en effet, dans certaines portions de l'écorce, un semis de petites taches décolorées, les unes très petites, d'autres plus facilement reconnaissables. Par places, quelques-unes se confondent. Mais, la plupart, tout en restant situées dans la même région, et très rapprochées les unes des autres, sont bien nettes, bien limitées. Elles se différencient complètement du tissu voisin. Nous étudierons ces taches blanches à un plus fort grossissement et nous tâcherons de pénétrer leur nature et leur signification.

En regardant la substance médullaire sur la *fig.* I, on remarque que les zones corticales de raréfaction y pénètrent profondément. Elles y décrivent des lignes sinueuses, plus ou moins larges, quelquefois étalées sous forme de nappes. Les vaisseaux sont nombreux, distendus et gorgés de sang. Plusieurs ont uue apparence moniliforme par dilatation irrégulière de leur cavité. D'autres, au contraire, revenus sur eux-mêmes, ne contiennent qu'une petite quantité de sang et laissent reconnaitre facilement l'épaississement de leur paroi.

Un point à noter, tout d'abord, c'est que ce sont les régions les plus altérées de la substance blanche qui présentent ces lésions vasculaires ; congestion intense, aspect moniliforme, parois enflammées contenant des cellules fusiformes, d'où cette conclusion à priori, que le ramollissement du tissu est sous la dépendance d'un processus inflammatoire et non pas nécrobiotique.

L'examen à un fort grossissement vient confirmer cette conception première. En effet, si on veut bien jeter les yeux sur la *figure IV*, dessinée en un point de la substance blanche distant de l'écorce de 2 centimètres, on verra quelles sont les altérations cellulaires qui caractérisent ce processus. Dans les points où le foyer se confond avec les parties relativement moins malades de la substance blanche, on voit les cellules de la névroglie gonflées, parfaitement arrondies pressées les unes contre les autres sans se confondre. Toutes n'ont pas le même volume, le même aspect, la même constitution. A côté des cellules dont les dimensions n'ont pas dépassé la normale, qui ne contiennent qu'un noyau, il en est d'autre beaucoup plus volumineuses, munies d'un protoplasma granuleux dans lequel on distingue deux et même trois noyaux. Beaucoup de ces cellules tuméfiées ont un protoplasma uniformément réparti, mais beaucoup d'autres renferment dans leur cavité une vacuole plus ou moins grande paraissant naitre près du noyau auquel elle fournit, suivant la disposition de la figure, soit une couronne claire, soit une excavation protoplasmique latérale.

Ces vacuoles intra-cellulaires nous paraissent avoir, dans le ramollissement inflammatoire des centres nerveux par encéphalite subaiguë une très grande importance. Nous les avons trouvées non seulement dans les pièces qui nous appartiennent, mais aussi dans des préparations faites depnis longtemps par notre ami M. Brault. Ces vacuoles à peine visibles au début de leur formation augmentent peu à peu de volume, finissent par occuper toute la cellule qu'elles distendent au point de la faire éclater. Elles repoussent le noyau auquel il ne reste bientôt qu'une couronne de protoplasma. Avant de disparaître, le noyau souffre dans sa nutrition et cet affaiblissement de la vitalité se reconnait à ce qu'il fixe les matières colorantes d'une façon beaucoup moins intense qu'à l'état normal. La distension progressive de la cellule et l'altération primitive du protoplasma et du noyau finit par amener un état de ramollissement du tissu dans lequel on ne distingue plus que des cavités cellulaires déformées et vides, des noyaux épars et des granulations fines disséminées, le tout constituant une désintégration moléculaire.

Le mot de vacuole dont nous nous sommes servi, n'indique que l'apparence de la lésion cellulaire ; il est bien évident qu'à l'état frais, ce ne sont pas des cavités vides qui se créent dans les cellules mais une exsudation liquide qui se résorbe sous l'influence des réactifs durcissants, dans lesquels on a plongé la pièce.

Aussi à l'état frais, les régions ramollies par l'encéphalite tuberculeuse, ont-elles un aspect tremblottant et gélatiniforme presque caractéristique. Cette apparence est due à la turgescence et à l'exsudation liquide dont les cellules de la nevroglie sont l'objet.

Pour être bien certain que la lésion cellulaire que nous décrivons n'était pas créée par notre méthode technique, nous avons procédé au durcissement et à la préparation de plusieurs pièces de cerveaux normaux.

Nous avons observé ainsi (*fig.* 3), un léger espace vide autour des cellules ganglionaires et de quelques cellules de la névroglie ; mais il suffit de jeter un coup d'œil sur les deux figures 3 et 2 faites en deux points symétriques d'un cerveau sain et d'un cerveau malade, pour constater la tuméfaction trouble des cellules nerveuses et l'état vacuolaire des éléments de la névroglie dans le cerveau pathologique.

En nombre de points de la substance blanche ou l'état vacuolaire est très développé, on suit dans une assez longue étendue les cylindres d'axe. Plusieurs de ces filaments sont renflés par places et manifestement moniliformes.

Si on étudie la disposition topographique des lésions des faisceaux blancs, on reconnaît qu'il existe à peu près trois stades dans le processus qui conduit les cellules de la névroglie de l'état normal à l'état de désintégration moléculaire.

Dans les régions où la substance blanche est le moins altérée, on voit les cellules de la névroglie ramifiées avec leur protoplasma-granuleux et leur noyau bien apparent ; quelques-unes d'entre elles tendent vers l'apparence vésiculeuse. A un stade plus avancé, les

cellules sont arrondies, tuméfiées et comptent 2 ou 3
noyaux. Ultérieurement, on voit apparaitre des vacuoles
qui distendent la cellule, la déforment et finissent par
la détruire. Notons que dans les foyers de ramollissement dont nous parlons, nombre de cellules arrondies
contiennent des granulations graisseuses et constituent
de véritables corps granuleux.

Nous avons jusqu'ici étudié les lésions de la substance blanche ; la structure de cette portion du cerveau
étant en effet plus simple que celle de l'écorce, il nous
a été plus facile de reconnaitre les altérations cellulaires de la névroglie. Les données que nous avons
acquises sont suffisantes pour nous permettre de préciser la marche et la nature du processus dans la
substance grise.

Nous avons déjà noté (*fig.* 1), que le revêtement
cortical était irrégulièrement parsemé de zones claires
et de zones plus foncées ; or les lésions histologiques
diffèrent un peu suivant les points que l'on observe ;
elles sont plus développées dans les zones claires qui
semblent, à l'œil nu, la prolongation de la substance
blanche dans la grise. La différence ne consiste, en
réalité, que dans une question de degré.

La *fig.* 2 est le dessin d'une zone claire au niveau
de la couche des grandes cellules pyramidales. On
retrouve sur cette planche les cellules de la névroglie,
vésiculeuses, arrondies, munies en quelques points de
plusieurs noyaux, en d'autres, pourvues de vacuoles
plus ou moins volumineuses. Seulement, dans la substance grise, à cause de l'intrication des fibrilles nerveuses la distribution des cellules vésiculeuses et vacuo-
laires n'est pas aussi nette et aussi facile à suivre que
dans la substance blanche. Enfin, on reconnait nettement sur cette figure que l'irritation inflammatoire n'est

pas localisée à la névroglie, mais s'est étendue aux cellules ganglionaires. Celles-ci sont boursouflées et ne laissent voir ni noyau ni nucléole. Nous avons fait sur un cerveau sain une préparation portant sur un point exactement symétrique avec le précédent (*fig.* 3). On jugera facilement des modifications pathologiques.

Telles sont les lésions de la couche grise. Mais il importe de signaler qu'immédiatement sous la méninge on observe ces plaques de protoplasma à noyaux multiples qui ont été décrites par Tigges et M. Hayem. Ainsi qu'il a été dit, elles sont le résultat de la prolifération des éléments de la névroglie.

L'écorce cérébrale sous-jacente à la méninge enflammée offre des régions qui sont relativement respectées. Elles ont conservé leur coloration grise à l'œil nu, et sur les coupes, les cellules névrogliques se colorent vivement.

Dans ces points peu enflammés, comme aussi dans d'autres où l'inflammation s'est plus énergiquement répandue, on observe une lésion assez fréquente et qui me semble bien particulière à la méningo-encéphalite tuberculeuse. Je l'ai retrouvée sur un grand nombre de pièces. Cette lésion consiste dans un état criblé de l'écorce, celle-ci est parsemée d'une multitude de petites lacunes qui ne se colorent pas comme le tissu environnant (*fig.* 1 et 5). A un fort grossissement, on reconnaît que ces lacunes contiennent pour la plupart un petit capillaire parfaitement vide à leur centre. Le capillaire est intact et montre sa paroi normale. Quant au tissu décoloré voisin, il est constitué par des cellules de la névroglie à limites indécises semblant comme fusionnées les unes avec les autres. Leur volume n'est pas agrandi et leur noyau n'est pas proliféré. Il ne se colore pas plus que la petite quantité de protoplasma qui l'entoure. En un mot, tous ces éléments ont l'air comme morts ou du moins leur vitalité est bien compromise. Il est vraisemblable que cet état du tissu disposé çà et là en petits foyers, en rapport avec des capillaires vides est dû au défaut de l'apport du sang. Il n'y a rien dans ces petites taches blanches qui témoigne d'un processus inflammatoire. Nous pensons qu'on peut les rattacher à l'oblitération d'un vaisseau de la méninge.

Si maintenant, jetant un coup d'œil d'ensemble sur les lésions que nous venons de décrire, nous voulons en faire la synthèse, nous dirons : Les lésions cérébrales de la méningite tuberculeuse ressortissent aussi bien dans la substance blanche que dans la grise au processus inflammatoire. Ce n'est pas de l'inflammation franche et suppurative, mais de l'encéphalite subaiguë. Celle-ci a son mode de distribution régi par les vaisseaux, de telle sorte qu'elle peut être très développée dans un domaine vasculaire alors qu'elle l'est beaucoup moins dans un territoire voisin. Cependant, ce processus est bien inflammatoire et non nécrobiotique, parce que les lésions consistent dans une tuméfaction des cellules de la névroglie qui se gonflent, présentent plusieurs noyaux, puis des vacuoles finissent par distendre la cellule et la faire périr. Ainsi se forme un ramollissement inflammatoire.

La nécrobiose ne joue donc pas, à notre avis, un rôle très important dans la maladie qui nous occupe. Nous lui attribuons cependant un certain nombre de lésions telles que les petites taches décolorées. Il semble à *priori* qu'avec la diminution du calibre des vaisseaux et même leur obstruction, le ramollissement par nécrobiose devrait tenir une plus grande place, mais nous ferons remarquer que l'obstruction vasculaire se fait lentement, que les tissus ont le temps de s'accoutumer un peu à cette ischémie et que le plus souvent ils sont détruits par l'inflammation avant de périr par la nécrobiose.

Il restait pour complément de preuves à étudier les lésions histologiques dans le ramollissement par embolie ou thrombose cérébrale.

Notre examen a porté sur un ramollissement récent et sur un autre remontant à plusieurs années. Dans le premier cas nous avons trouvé dans le foyer et dans la paroi qui le limite, des corps granuleux des fibrilles nerveuses dissociées, brisées, des cellules de la névroglie, sans profilération de leur noyau et sans vacuole. Dans le second cas, il y avait, dans les parois de la lacune, des vaisseaux dont les tuniques contenaient des granulations graisseuses, des corps granuleux en abondance et des éléments de la névrolgie arrondis, vésiculeux, avec un ou deux noyaux, sans vacuoles. Ces cellules étaient l'indice de l'encéphalite de voisinage qui avait succédé au ramollissement.

CHAPITRE VII

Diagnostic.

Les formes de méningite tuberculeuse que nous avons passées en revue, sont difficiles à diagnostiquer pendant tout le cours de leur évolution ou seulement pendant leur première période. Il est rare, en effet, que la symptomatologie ne devienne à un moment suffisamment complète pour imposer le diagnostic. C'est donc vis-à-vis des accidents du début qu'il importe de préciser les caractères qui lui appartiennent et qui permettent de la différencier des affections qui présentent avec elle des points de ressemblance. Nous laissons de côté la discussion du diagnostic, avec la méningite aiguë, avec la fièvre typhoïde, avec le typhus cérébro-spinal que l'on trouve dans tous les livres.

Nous avons vu que les premiers phénomènes, absolument les premiers, pouvaient être des convulsions partielles ou généralisées, des paralysies limitées, une attaque apoplectiforme, du délire violent ou des troubles cérébraux de lointaine apparition, des céphalées jointes à l'albuminurie, des symptômes médullaires. De nombreuses affections peuvent offrir ces caractères.

Tumeurs encéphaliques. — Quand la méningite débute subitement par des convulsions limitées à un membre, et qu'elle ne s'accompagne d'aucun autre phénomène, il est impossible d'établir sur le champ s'il s'agit d'une tumeur cérébrale logée dans la zone psy-

cho-motrice ou d'une lésion localisée des membranes
qui la revêtent.

Les tumeurs cérébrales ou méningées s'annoncent, il
est vrai, le plus souvent à l'avance par des indices révé-
lateurs comme la céphalalgie ; les vomissements, les
fournillements dans les extrémités ; mais pas toujours.
Et leurs phénomènes de début peuvent être aussi
brusques que dans les méningites en plaque. C'est alors
de l'évolution ultérieure de la maladie que viendront
les éclaircissements. L'extension de la monoplégie à une
moitié du corps, l'apparition du délire et de la fièvre
ont dans l'espèce une valeur considérable et presque
pathognomonique.

La recherche attentive des antécédents du malade,
de toute trace de syphilis et notablement de céphalées
nocturnes, l'investigation de l'état présent par l'auscultation de la poitrine, l'examen de l'urine et des engor-
gements ganglionnaires s'il en existe, permettent, dans
un grand nombre de cas, d'attribuer les phénomènes
cérébraux à la maladie qu'on vient de découvrir.

Le diagnostic est encore plus difficile en ce qui concerne les tubercules cérébraux situés dans certaines
zones de la surface convexe. Comme les plaques de méningite, ils peuvent en effet s'accompagner de tuberculisation pulmonaire, et la durée des accidents permettra
seule d'éviter l'erreur.

Les mêmes considérations s'appliquent au diagnostic
des attaques épileptiformes généralisées qui sont parfois
les premiers symptômes apparents d'une plaque de méningo-encéphalite tuberculeuse. Parfois, des tumeurs
siégeant dons les parties centrales du cerveau viennent
faire saillie dans les ventricules et sont la cause d'une
exsudation hydrocéphalique simulant à s'y méprendre
la méningite tuberculeuse.

Nous en rapportons une observation très curieuse qui appartient à M. Rendu (Obs. 52). Il s'agissait d'une tumeur latente de la partie postérieure de la couche optique qui avait amené un épanchement liquide dans les ventricules. On a vu se dérouler presque sans exception les symptômes ordinaires de la méningite tuberculeuse et l'on a pu juger, au point 'de vue de la physiologie pathologique, quelle place dans les phénomènes cérébraux tient l'hydrocéphalie ventriculaire.

Ici encore, comme dans les cas précédents, la durée des accidents pendant 40 jours avait permis d'éliminer le soupçon de méningite tuberculeuse.

Le coma qui succède aux encéphalopathies saturnine et urémique, pourrait simuler le mode de début apoplectiforme de certaines méningites anormales, et cela pour plusieurs raisons ; d'abord, les coïncidences ne sont pas interdites, et puis, la céphalalgie, le vertige sont fréquents dans les jours qui précèdent les accidents cérébraux causés par le plomb et l'insuffisance rénale.

Pour ce dernier cas, l'erreur est encore plus facile, même au début de l'affection. On a, en effet, toute tendance, lorsqu'on trouve dans l'urine une notable quantité d'albumine, à attribuer le malaise cérébral à l'urémie. Et l'albuminurie, dans la tuberculose milliaire aiguë à prédominance méningitique, est loin d'être rare.

Le diagnostic cependant doit être fait, en s'appuyant sur les raisons suivantes : La recherche des antécédents du malade, la profession, la connaissance de l'existence antérieure de coliques ou de paralysies, le liseré gingival feront reconnaître l'*empoisonnement plombique*.

En ce qui concerne l'*urémie*, on ne lui attribuera pas les phénomènes de la première période de la méningite, par la raison péremptoire que ceux-ci sont accompagnés de fièvre, précisément dans les cas qui prêteraient à discussion. Or, l'urémie a toujours une température inférieure à la normale. Par conséquent, chez les malades auxquels je fais allusion, on accusera la tuberculose aiguë avec manifestations rénale et méningée.

L'*hémorrhagie* et surtout le *ramollissement cérébral* s'accompagnent d'accidents assez semblables à ceux que déterminent certaines formes anomales de la méningite grauuleuse. Lorsque celle-ci s'annonce par un début apoplectiforme, elle a été précédée par des troubles cérébraux, modification du caractère, air hagard, réponses embarrassées, tous accidents qui se montrant chez des individus jeunes, ne peuvent être mis sur le compte de l'athérome. De plus, l'attaque est d'assez courte durée, et pendant l'ictus la température est franchement élevée au-dessus de la normale. Ce dernier caractère a une grande valeur diagnostique. Enfin, la paralysie qui succède à l'attaque est dans la méningite, rapidement transitoire ; elle n'est jamais aussi complète que lorsqu'elle dépend d'une lésion en foyer, par hémorrhagie ou ramollissement nécrobiotique.

Une erreur plus difficile à éviter est celle qui attribue à un ramollissement cortical certaines monoplégies incomplètes qui surviennent subitement chez les vieillards athéromateux. Elles ne sont, en effet, accompagnées d'aucune deuleur de tête ; elles consistent plutôt en un affaiblissement qu'en une paralysie véritable ; elles persistent plusieurs jours sans grande modification, Un peu plus tard survient du délire nocturne, le malade se lève, va se coucher dans le lit du voisin et se livre à une série d'actes qui n'ont rien que d'habituel dans l'ischémie cérébrale des athéromateux. En dernier lieu, des symptômes plus évidents de méningite se déclarent ou le malade tombe simplement dans le collapsus et meurt. On a fait le diagnostic topographique de la lésion cérébrale ; à l'autopsie, on reconnaît l'altération dans son siège présumé, mais au lieu d'un ramollissement thrombosique, il s'agit d'une plaque de méningite tuberculeuse accompagnée de phlegmasie purulente ou d'un épaississement de la pie-mère sans exsudats. Dans ces formes, le diagnostic se fait bien moins par l'étude du symptôme prédominant que par l'examen attentif de tous les organes, et l'existence bien constatée de tuberculose pulmonaire ou rénale permettra dans bien des cas de rapporter les accidents cérébraux à leur véritable cause.

Le délire intense que présentent certains individus au début de la méningite tuberculeuse pourrait simuler la *manie aiguë*. La difficulté existe surtout dans les premières heures où le premier jour des accidents, car un peu plus tard, dans la majorité des cas, la différence est facile à faire.

Le diagnostic se fera par la recherche attentive des traces de la tuberculose et par les commémoratifs. On saura en effet que, dans les jours qui ont précédé le délire, la santé du malade était fortement ébranlée, qu'il souffrait de maux de tête, de vomissements et parfois de diplopie.

Le délire qui survient dans les périodes terminales de la tuberculisation pulmonaire pourrait faire croire à l'invasion de la méningite tuberculeuse. Mais ce délire présente dans son caractère, dans son mode d'évolution, des particularités qui permettent de le reconnaître. Nous en rapportons une observation personnelle qui est fort instructive (Obs. 53). Ce délire s'annonce quelques heures à l'avance par un léger trouble cérébral, un marmottement de paroles incompréhensibles, puis il éclate très violent, et se caractérise par des hallucinations de la vue. Le malade s'agite, crie au se-

cours, voit des bêtes, des rats qui courent sur son lit.
Cette excitation cérébrale se prolonge ainsi plusieurs
heures avec les hallucinations de la vue qui sont la
marque des délires toxiques. Elle est en effet le résultat
de l'asphyxie. Le cerveau est « grisé par l'acide carbo-
nique » (Ball).

Pendant ce temps le pouls est rapide et régulier, la
température ne s'élève guère au dessus de 38°. Il n'y
a pas de diplopie, pas de vomissement pas d'inégalité
pupillaire. Dans les heures ou le jour qui suivent, les
hallucinations disparaissent, le malade recouvre la lucidité d'esprit. Puis le soir ou le lendemain les idées délirantes reparaissent mais elles ne se rapportent pas
nécessairement au même sujet que précédemment. Le
délire est vague et indécis. Au bout de quelques jours
le malade succombe. A la période terminale, le pouls
et la respiration se sont accrus en fréquence, la température s'est élevée, la tache méningitique a été évidente, mais il n'y a pas eu de vomissement, pas d'inégalité pupillaire. Jusqu'à la veille de la mort, le délire et
la restitution intellectuelle ont alternativement dominé
la scène.

Plus difficiles à distinguer de la méningite tuberculeuse sont les *phénomènes pseudo-méningitiques* qui
surviennent chez les hystériques. Par leur mode de début,
par l'évolution successive de symptômes dont l'ensemble constitue presque la caractéristique de la phlegmasie
méningée tuberculeuse, la céphalalgie violente, les vomissements, la diplopie, le délire, le ralentissement du
pouls, la tache dite méningitique, la constipation opiniâtre, ces accidents simulent merveilleusement la maladie qui nous occupe. Seules, la connaissance des
antécédents du sujet, de l'existence de troubles de la
sensibilité imputables à l'hystérie, la température qui ne

s'éloigne pas de la normale, permettent de soupçonner l'intervention de la névrose et de rester pour le diagnostic dans une sage réserve.

Quant aux formes qui débutent par des manifestations médullaires simulant une *affection de la moelle* indépendante de la tuberculose, il y a lieu de remarquer que les phénomènes n'ont jamais une origine purement spinale. En même temps que les symptômes spinaux, on constate l'existence de la céphalalgie, les vomissements et l'obtusion intellectuelle qui finissent par aboutir au délire et au coma. Les accidents cérébraux prennent à un moment la première place et sont la cause de la mort.

CHAPITRE VIII

Pronostic. Traitement.

La gravité du pronostic est suffisamment connue pour qu'il ne soit point utile d'insister. Cependant la terminaison n'est pas toujours fatale à un bref délai. Je rapporte quelques observations où il y a eu guérison par transformation fibreuse des tubercules; l'une relate l'histoire d'un homme qui succomba à 35 ans à une tuberculose aiguë; on reconnut à l'autopsie qu'il avait eu de la méningite tuberculeuse à l'âge de 7 ou 8 ans.

Dans d'autres cas où les symptômes semblaient caractéristiques jusqu'à s'accompagner de tuberculose choroïdienne, la disparition des accidents est survenue contre toute attente. Mais nous ne sommes pas en mesure de dire si la santé s'est maintenue pendant longtemps.

Le traitement rationnel consisterait dans la révulsion énergique et l'administration de l'iodure de potassium. Ce médicament paraît donner de bons résultats dans la tuberculisation des séreuses :

M. Daremberg a fait connaître récemment à la *Société de Biologie* un fait intéressant : la cessation subite de cris hydrencéphaliques sous l'influence d'une injection sous-cutanée de chloroforme. Il s'agissait d'un malade qui allait succomber à la méningite tuberculeuse et qui était plongé dans une torpeur profonde. Très fréquemment, il poussait un cri terrible qui s'entendait à plusieurs centaines de mètres. Cette clameur inconsciente et automatique était vraisemblablement due à la contraction brusque et simultanée des muscles expirateurs et constricteurs glottiques. La disparition des cris était trop instantanée pour être attribuée à l'action du narcotique. Faut-il trouver là un exemple de dynamogénie, une modification à distance de certains nerfs par l'irritation des branches sensitives sous-cutanées ?

OBSERVATIONS

Observation I. — (Inédite).

Cette remarquable observation nous a été communiquée
par M. Sapelier.

*Méningite tuberculeuse localisée au niveau du lobule para-
central, simulant une* hémorrhagie méningée spinale sous-
arachnoïdienne.*—Durée 40 jours.—Le diagnostic n'a pu être
soupçonné que dix jours avant la mort, au moment où se
sont produits les signes de tuberculose pulmonaire.*

Le nommé Estal André, âgé de 45 ans, charretier, entre le
26 janvier 1882, à l'hôpital Necker, salle Saint-Luc, service de
M. le professeur Potain.

Antécédents héréditaires nuls. Antécédents personnels sans
importance : n'ayant pas eu de maladies d'enfance, pas d'accidents syphilitiques ; il n'a jamais gardé le lit que pendant trois
semaines pour un abcès du pied droit. Il boit en moyenne deux
litres de vin par jour, mais ne présente aucun signe d'alcoolisme bien marqué. — De temps à autre, et depuis une époque
qu'il ne peut préciser, il éprouvait en marchant dans le mollet
droit des crampes légères qui ne le forcèrent jamais à cesser
son travail.

Trois jours avant son entrée, le 23 janvier, sans aucune cause
appréciable, sans refroidissement d'aucune sorte, sans effort,
sans traumatisme, sans faux pas même, cet homme, marchant
tranquillement à côté de son tombereau, est pris subitement
d'une douleur vive dans le pied droit, analogue à une crampe,
avec sens atroce de gêne par la chaussure, de gonflement.

Obligé de s'arrêter et de se cramponner à un treillage voisin
pour ne pas tomber, déchaussé par un camarade, il constate
que les muscles du mollet sont durs et que le pied est dans
l'extension, l'adduction et la rotation en dedans ; de plus, les
muscles de la jambe étaient animés de légères secousses. Au
bout de 10 minutes, la douleur s'était calmée spontanément, et
le malade pouvait reprendre son travail.

Le 26 *janvier*, à 10 heures du matin dans les mêmes circonstances et les mêmes conditions que le 23, également sans le moindre prodrome, Estal est pris subitement d'une douleur vive dans le pied droit, s'irradiant dans tout le membre jusqu'à sa racine ; il est obligé de s'arrêter et de chercher un point d'appui ; mais les phénomènes au lieu de céder rapidement allaient en s'aggravant. Le pied avait la même position, mais des secousses musculaires se généralisaient dans tout le membre et provoquaient de vives douleurs. Le malade ne pouvant se servir de son membre qui « était comme mort » est apporté dans cet état à l'hôpital où nous le vîmes une heure et demie après le début des accidents.

A l'entrée. T. 38°,4 dans l'aisselle. Tout le corps est couvert de sueurs, la tête renversée en arrière sans contracture, la face rouge, congestionnée ; la respiration accélérée mais non gênée. Cet homme vigoureux a une expression de douleur et d'anxiété. A aucun moment il n'a perdu connaissance. Il indique le pli inguinal droit comme étant le siège principal d'une douleur analogue à une crampe, et s'irradiant dans tout le membre inférieur correspondant. Ce membre inférieur droit est dans l'extension normale, sans la moindre déviation ni élongation ou raccourcissement. Tous les muscles en sont animés de mouvements de contraction simultanée tellement énergique qu'elle s'accompagne de crépitations, qui non seulement se sentent à la main, mais s'entendent distinctement au pied du lit. Les mouvements volontaires y sont abolis : soulevé au-dessus du lit, le membre y retombe comme une masse. Les mouvements communiqués sont possibles en tous sens sans la moindre exaspération de la douleur, et sans que les secousses musculaires cessent de se faire sentir. Anesthésie tactile, douloureuse et thermique dans toute l'étendue du membre. Abolition des réflexes qui sont normaux du côté opposé. Incontinence d'urine. Rien dans le membre inférieur gauche ; rien dans les membres supérieurs. Pas trace de paralysie faciale, pas le moindre trouble de la parole ni de l'intelligence. Pouls 100. Cœur régulier, sans souffle, avec le deuxième bruit aortique un peu éclatant.

Sinapismes à la région lombaire. A peine les sinapismes ont-ils provoqué de la cuisson que les secousses musculaires cessent ; la douleur disparaît et le malade s'endort.

Une heure après, nous trouvons le malade absolument calme ; il répète et complète les renseignements qu'il nous a déjà fournis. Il éprouve une sensation de fatigue générale, sans céphalalgie ni malaise ; dans le membre inférieur droit, il accuse seulement de l'engourdissement et des fourmillements de courte durée ; pas trace de contracture ; impotence fonctionnelle absolue ; mouvements communiqués libres en tous sens sans la moinde douleur. A l'anesthésie absolue et à l'abolition des réflexes a succédé une simple diminution de sensibilité et des réflexes. Rien dans le membre inférieur gauche ; rien dans les membres supérieurs qui donnent l'un et l'autre 30 kilos au dynamomètre.

Le diagnostic porté est : hémorrhagie méningée spinale sous-arachnoïdienne. — Le traitement consiste dans le repos et les agents qui peuvent modifier la circulation et amener la résolution du foyer.

27 *janvier*. Peu de sommeil dans la nuit.

Persistance de la paralysie motrice ; sensibilité et réflexes encore émoussés. Température locale droite 32°,8 ; gauche, 33°,2.

28 *janvier*. Le membre droit ébauche quelques mouvements dans les muscles de la cuisse ; ils s'accompagnent de quelques secousses épileptoïdes.

29 *janvier*. Le malade peut soulever et soutenir le membre au-dessus du lit ; la sensibilité et les réflexes sont encore affaiblis au niveau du pied ; le réflexe rotulien est intact. Contractilité faradique exagérée et douloureuse dans toute l'étendue du membre.

30 *janvier*. La sensibilité et les réflexes sont complètement revenus. Les contractions épileptoïdes ont disparu. Le malade peut se lever et faire quelques pas en traînant le pied à terre.

1er *février*. Pour la première fois, on constate que les urines contiennent une notable quantité de pus ; mais le malade affirme que depuis deux mois environ ses urines étaient souvent troubles au moment même de leur émission ; il n'a jamais éprouvé ni douleurs de reins, ni hématurie, ni aucun trouble de la miction.

3 *février*. Urines : 1600 gr. contenant du pus. Légère diminution de l'appétit. Depuis l'entrée, fièvre légère le matin 38°, plus vive le soir 39° à 39°,5.

5 *février*. Sueurs profuses. T. 40.

6 *février*. Rougeur érysipélateuse sur les régions trochantérienne et fessière droites ; légère saillie, peu de bourrelet, cuisson plutôt que douleur ; à peine un ou deux ganglions inguinaux indurés, peu volumineux et non douloureux. Pas trace d'écorchure au niveau de la rougeur. Phénomènes généraux presque nuls à part une élévation considérable de la température : 40°,8. Pas de céphalalgie, pas de frisson, pas de nausées. Etat saburral des premières voies.

10 *février*. Depuis le 6, la rougeur peu marquée a envahi la face externe de la cuisse, abandonnant les points primitivement ocupés. Malgré cette décroissance manifeste de l'érysipèle(?) la température reste très élevée à 41°, sans que rien puisse l'expliquer. — Le membre inférieur droit paraît un peu atrophié.

Potion : acide phénique 1 gramme.

13 *février*. Depuis que le malade prend de l'acide phénique, la température baisse de quelques dixièmes ; normale le matin, 39° le soir. La rougeur de la cuisse a complètement disparu.

15 *février*. Le malade se plaint de points douloureux à droite de la poitrine ; ne tousse pas ; respire mal ; rien à l'auscultation.

17 *février*. Hier, nouvelle élévation de la température. m. 38°,8 ; s. 40°,2. Ce matin, nouvelle rougeur ayant le même

6

siège, les mêmes caractères, les mêmes allures que la première fois.

22 *février*. La rougeur érysipélateuse a disparu complètement. Début d'escharre au sacrum. Les mouvements du membre inférieur droit sont devenus difficiles, surtout ceux du pied. Pas de douleur. L'atrophie est plus accentuée : cuisse à 8 centimètres au-dessus de la rotule g. 33 dr. 31 ; mollet 27 des deux côtés, mais les muscles du côté droit sont manifestement plus flasques que ceux du côté gauche. Contractilité faradique diminuée. Anesthésie presque complète de tout le membre. Pas de tremblements épileptoïdes. Pas de contracture.

Urines toujours purulentes, sans troubles de la miction.

Poitrine. En avant, quelques râles au sommet gauche ; — en arrière, râles sous-crépitants disséminés, prédominant à la partie inférieure.

27 *février*. Langue sèche. Sueurs abondantes et fétides. Le malade va sous lui ; malgré le matelas d'eau, l'escharre du sacrum a augmenté de profondeur et il s'est formé une escharre aiguë au niveau du grand trochanter.

1er *mars*. Respiration stertoreuse. Gros râles humides dans toute la poitrine. Coma. Raideur généralisée sans contracture véritable.

2 *mars*. Mort à 7 h. du soir.

AUTOPSIE.—*Moelle*. A l'œil nu, intégrité absolue de la dure-mère, de la pie-mère et de la surface extérieure de la moelle. Quelques petites plaques d'arachnitis anciennes. A la coupe de la moelle, aspect normal dans toute l'étendue. — Rien du côté du bulbe.

Cerveau. Pas d'adhérence de la dure-mère. La quantité de liquide céphalo-rachidien est normale. Epaississement très notable de la pie-mère, avec nombreuses granulations tuberculeuses sur les deux hémisphères, principalement au niveau de la partie supérieure ; rien d'anormal à la base, ni sur les vaisseaux de l'hexagone.

La pie-mère, malgré son épaississement, n'adhère pas à la pulpe cérébrale sous-jacente, sauf en un point que nous allons fixer.

Le lobule paracentral gauche est coiffé par un épaississement presque cartilagineux de la pie-mère, formant une plaque d'un blanc nacré ; cette plaque revêt non seulement toute la face interne, ou peu s'en faut, du lobule paracentral, mais encore la partie inférieure de la circonvolution pariétale ascendante, dans une étendue de un centimètre. Dans toute son étendue, cette plaque présente de la façon la plus nette de nombreuses granulations tuberculeuses ; enfin, point capital, elle adhère d'une façon absolue à la pulpe cérébrale dont la coupe, à ce niveau, présente, dans une épaisseur de plus de un centimètre, non seulement une coloration grise très marquée, mais encore une dureté spéciale ; ces caractères doivent faire admettre une encéphalite limitée à une portion du cerveau.

Poumons. Infiltrés dans toute leur hauteur de tubercules caséeux.

Reins. Anémiés dans leur substance corticale qui a ses dimensions habituelles; la substance médullaire a complètement disparu; les pyramides de Malpighi sont converties en cavernes à coque épaisse et remplies d'une matière purulente.

Uretères, surtout le gauche, volumineux, à tuniques épaissies et infiltrées de matière caséeuse.

Vessie. Petite; toute sa surface interne présente de nombreuses ulcérations taillées à pic. La *prostate,* dure mais non bosselée, ne présente pas de caverne; la portion prostatique de l'urèthre présente les mêmes ulcérations que la vessie.

Foie, rate, intestins, cœur : normaux.

OBSERVATION II.

(MM. Goucuenheim et Menard, In *soc. méd. des hôpitaux.* 1878, p. 50.)

Plaque de méningite tuberculeuse localisée dans la région du lobule paracentral et de la partie supérieure des circonvolutions frontale et pariétale ascendantes.

Alcoolique, tousse un peu, brusquement pendant le travail survient une impotence fonctionnelle du membre inférieur. Pas d'autres phénomènes perçus ou accusés par le malade. On diagnostique lésion corticale de nature indéterminée. État stationnaire pendant 4 jours. Le 5e, délire léger, l'hémiplégie se complète, la fièvre s'élève. Coma, mort en 8 jours. Ni céphalalgie notable, ni vomissements, ni troubles appréciables du pouls.

Le nommé B., âgé de 45 ans, journalier, entre le 12 février à l'hôpital Temporaire.

Cet homme, depuis plus de vingt ans à Paris, a toujours travaillé dans une fabrique de parfumerie; mais, depuis quatre ans, il est employé comme manœuvre dans une usine à gaz.

Il présente des signes non douteux d'intoxication alcoolique. Regard fixe, hébété, tremblement des lèvres et des mains, pituites fréquentes le matin, cauchemars, etc.

Sa voix serait enrouée depuis 22 ans. A l'examen de la poitrine, on trouve un peu d'obscurité du son à la partie supérieure en avant. L'auscultation ne révèle pas de signes appréciables. Il a toujours existé une toux légère, le malade n'y attache aucune importance. L'expectoration est à peu près nulle.

Il y a trois jours, pendant que le malade travaillait à l'usine, son pied a tourné, il est tombé, mais sans aucune perte de connaissance. Il se serait, dit-il, donné une entorse. Avant cet accident, la marche était tout à fait normale, la santé bonne. Depuis la chute, la jambe gauche a traîné: la marche est devenue très difficile, le travail ordinaire impossible.

13 *février*. Aujourd'hui, aucun signe d'entorse, mais les mouvements volontaires du membre inférieur gauche sont tellement affaiblis que le malade est obligé de s'aider de ses mains pour remuer sa jambe dans le lit. Quand on explore les différents mouvements, le malade ne peut opposer qu'une faible résistance à la flexion, à l'extension de la jambe et de la cuisse.

Le membre inférieur droit est normal. — Les deux mains conservent une force à peu près égale.

Sur le membre paralysé du mouvement, la sensibilité à la douleur est un peu diminuée.

Pas de troubles intellectuels notables.

M. Gouguenheim pense, en raison de la conservation des mouvements du bras gauche, que les troubles que nous avons sous les yeux doivent être rapportés, non à une lésion du corpe strié ou de la couche optique, mais à une lésion corticale, probablement de la circonvolution frontale ascendante, à sa partie supérieure. Quant à la nature de la lésion il ne paraît pas possible de la déterminer.

14 *février*. La nuit dernière, un peu de délire loquace; le malade voulait sortir de son lit: ce matin il est calme, ses réponses sont nettes. La paralysie localisée, comme hier, est complète; la sensibilité n'est pas plus atteinte.

15 *février*. Membre inférieur gauche complètement flasque; bras correspondant indemne.

16 *février*. Aujourd'hui, la paralysie a gagné tout le membre supérieur gauche. La main seule présente un peu de raideur; la face est indemne; le malade peut siffler, ferme également bien les yeux; aucun trouble oculo-pupillaire.

La nuit dernière, délire; ce matin, calme. T. 39°4.

17 *février*. Le malade est baigné d'une transpiratton abondante; la sensibilité est partout très obtuse. Aucune réponse aux questions; état comateux, respiration stertoreuse. La paralysie des deux membres du côté gauche est flasque. La face est-elle atteinte? La paupière gauche est plus abaissée que la droite. T. 40°.

Mort dans le coma, à trois heures après-midi.

Autopsie, le 19 février.— *Poumons* criblés de granulations tuberculeuse.

Le *cervelet*, la *protuberance* et le *bulbe* ne présentent rien d'anormal.

Les artères de la base de l'encéphale sont saines.

L'arachnoïde est opaline sur toute la convexité des hémisphères cérébraux. La dure-mère est un peu plus adhérente que d'ordinaire aux méninges sous-jacentes, sur l'hémisphère droit près de la scissure inter-hémisphérique, vers la scissure de Rolando, au point où les veines principales du cerveau se jettent dans le sinus longitudinal supérieur,

La pie-mère est normale à la base du cerveau. A mesure qu'on arrive vers les parties supérieures de la face convexe, on constate une adhérence plus intime de l'arachnoïde à la pie-mère; les deux membranes réunies s'épaississent, deviennent un peu plus adhérentes. Les petites artères dessinent des arborisations nombreuses vers les circonvolutions.

En examinant les méninges, préalablement lavées, on aperçoit un certain nombre de fines granulations. A l'examen micrographique, ces granulations présentent la structure des tubercules miliaires. Ces mêmes lésions s'observent sur les deux hémisphères, bien qu'elles soient plus marquées à gauche.

Sur la face convexe de l'hémisphère droit, vers la partie supérieure de la circonvolution frontale ascendante surtout et de la pariétale ascendante, la pie-mère est doublée d'une fausse membrane jaunâtre d'une certaine étendue.

Des fausses membranes semblables existent sur la face externe de l'hémisphère au niveau du lobe paracentral, mais n'envahissent point le lobe carré, ni la circonvolution crêtée. Une certaine quantité de substance corticale ramollie s'enlève avec la pie-mère, malgré les plus grands ménagements. Il reste à la surface de la substance corticale, sur la région malade, un piqueté noir et une coloration plus foncée de la substance corticale.

Une coupe verticale et transversale, pratiquée au niveau du lobe paracentral, démontre que la lésion corticale est superficielle. On constate en même temps l'intégrité du corps strié et de la couche optique.

OBSERVATION III.

(M. HERVEY, in *Bullet. Soc. Anat.*, 1873).

Méningite tuberculeuse. Prédominance des granulations à la connexité.
Début subit au milieu d'une bonne santé par affaiblissement de la main. Six jours après, *céphalalgie. — Signes d'embarras gastro-intestinal; diarrhée. Bientôt agitation, délire de parole et somnolence. Taches méningitiques, pupilles inégales. Ni vomissements ni ralentissement du pouls.*

Le nommé Lemesle, vingt-neuf ans, menuisier, est entré le 14 juin 1873 dans le service de M. POTAIN.

Il se plaint d'un engourdissement de la main droite qui a débuté subitement il y a une quinzaine de jours et l'aurait, deux ou trois jours après, mis dans l'impossibilité de se servir de ses instruments de travail. L'appétit a continué à être bon et il ne se rappelle pas que rien ait pu déterminer cette incapacité de l'avant-bras droit; il ne s'est pas refroidi, il n'a pas reçu de coups, il ne porte pas de tumeur dans l'aisselle.

Il y a cinq jours, il a cessé d'avoir de l'appétit : maux de tête continuels dans la région frontale, bouche amère, pas de nausées. Constipation. Il ne tousse pas.

A son entrée à l'hôpital, la peau est assez chaude et sèche T. A. 39,6. Soif vive. Langue peu chargée. Les bruits du cœur sont normaux. Rien de particulier dans la poitrine. Le ventre n'est pas douloureux. On constate un engorgement ganglionnaire de la région cervicale du côté droit et qui serait survenu pendant la guerre à la suite de refroidissement.

Le malade dit n'avoir jamais eu d'attaques de nerfs. Il n'a pas eu de gourme dans son enfance, il n'a jamais été malade dans sa jeunesse. Ses parents sont bien portants. Tous les mouvements de l'avant-bras et de la main droite s'exécutent bien, mais il presse certainement moins avec cette main. La résistance qu'il oppose à l'extension de l'avant-bras droit fléchi est très suffisante; il résiste moins bien lorsqu'on l'engage à s'opposer à l'extension de la main sur l'avant-bras. Les mouvements sont intacts dans le membre inférieur droit. Il n'y a rien à la face, la vue est bien conservée; le malade accuse une vive douleur frontale.

15 *juin*. La langue est toujours couverte d'un enduit blanc. Pouls dicrote, à 92. — T. A. 39°,2. — La rate n'est pas volumineuse; il n'y a pas de gargouillement. La sensibilité est un peu moins diminuée sur l'avant-bras droit. La mensuration de la poitrine donne 30 centim. 1/2 pour le côté gauche et 40 1/2 pour le côté droit.

Soir. Pouls à 100. T. A. 39°,2. Le purgatif a provoqué deux selles. Le malade se plaint de l'estomac. Il demande à manger, il a faim. Epistaxis. Bouche amère, sensibilité dans la région du cœcum. Gargouillement sur le trajet du colon descendant.

16 *juin*. Pouls à 84°. T. A. 38°7. Impression des dents sur la langue; cinq à six selles depuis hier. Pas de taches. Il ne tousse pas. Il n'a pas dormi cette nuit. La main droite est toujours aussi faible.

Soir. Nouvelle épistaxis. Gargouillement dans la fosse iliaque droite. Pas de taches. La diarrhée continue peu abondante. Il a mal à la tête. Il ne tousse pas. La main droite reste dans le même état. T. A. 34. Pouls à 80.

17 *juin*. T. A. 38°,8. Pouls à 88°. Nouvelle épistaxis. Il se plaint du côté droit du ventre. Un peu de diarrhée. Céphalalgie persistante. La langue est couverte d'un enduit très épais. Il demande à manger.

Soir. P. 80°. T. A. 39°,3. Le malade se plaint toujours du mal de tête et de l'insomnie. Pas de taches. Diarrhée.

18 *juin*. P. 80° T. A. 38°. Pas de diarrhée depuis hier. Soif vive. Ipéca

Soir. P. 76°. T. A. 38°,7. Le malade a été agité toute la journée. Délire de parole, carphologie. Diarrhée. Il boit beaucoup. Perte de connaissance à peu près complète.

19 *juin*. P. 84°. T. A. 38°,5. Il a été encore un peu agité cette nuit; ce matin, il est somnolent; les pupilles sont inégales, la gauche un peu plus dilatée. Stupeur profonde. Il répond cependant très brièvement quand on l'excite vivement. Ventre plat,

un peu déprimé. Gargouillement assez abondant à droite. L'ipéca a provoqué de nombreux vomissements bilieux. — Carphologie continuelle ; il n'y a pas d'hyperesthésie. Quand on l'assied pour l'auscultation, il se laisse relever comme un morceau de bois ; rigidité. Il respire très lentement ; on n'entend rien à l'auscultation. Raideur par moments dans les avant-bras. Pas de contracture vraie. Tendance du pouce gauche à se porter vers la paume de la main. Il est toujours maladroit dans les mouvements qu'exécute la main droite.

Il avale difficilement depuis ce matin. Pas de contracture des mâchoires. La peau rougit très facilement sous l'influence des pressions. — Iodure de potassium, 1 gr.; scammonée et calomel aa 0,50 centigr.. Vésicatoire à la nuque.

Soir. P. 124°, T. 39°,6.

20 *juin.* P. 108°. T. 39°. Il urine sous lui. Les yeux à demi-clos regardent fixement en avant. Taches méningitiques sur les points qui ont subi des compressions. La pupille gauche est plus large que la droite. Le malade se plaint moins de la tête, et comprend mieux ce qu'on lui dit. La sensibilité est très diminuée partout. Stupeur profonde dont on le tire pourtant plus facilement qu'hier. L'avant-bras droit est en résolution plus marquée que le gauche. Il n'y a pas de convulsions ni de délire. Seulement le malade voulait constamment se remonter sur son oreiller.

Soir. P. 120°. T. 40°,1.

21 *juin.* P. 132°. T, 38°,2. Il n'a pas uriné. Les pupilles sont égales, insensibles à la lumière. Carphologie. Langue sèche. Insensibilité de la peau aux pincements. Pas de contracture. Râles muqueux en avant du côté droit. Pas de gêne de la respiration. Il répond à peine aux questions. Les mouvements volontaires sont bien plus conservés à gauche. Les excitations sont perçues très longtemps après. Alors il porte lentement la main gauche vers le point excité.

Soir. Le pouls ne peut être compté. T. 38°,8. Râle laryngo-trachial, extrémités cyanosées, sueurs profuses, yeux mobiles en tous sens. Le bras droit est en résolution complète. Le bras gauche est sans cesse agité. Pendant qu'on lui applique des sinapismes, le malade se défend avec ses deux mains.

Mort dans la nuit.

AUTOPSIE, le 23 juin. — *Poumons :* sont le siège d'une congestion intense principalement marquée dans les parties postérieures ; sur des coupes, on aperçoit dans toute leur étendue du sommet à la base, un grand nombre de granulations tuberculeuses miliaires. Au milieu du lobe supérieur du poumon gauche existe une petite caverne du volume d'une noix.

Cœur : normal.

Péritoine, intestin, foie, reins, rate : normaux.

Encéphale : Les granulations de Pacchioni sont assez volumineuses et ont laissé leur empreinte dans la calotte crânienne ;

— en ces points on croirait à des lésions d'ostéité raréfiante. —
Après incision de la dure-mère dans les *méninges* et au milieu
de traînées jaunâtres siégeant surtout à la convexité et sur le
lobe gauche, on aperçoit un grand nombre de granulations
tuberculeuses parfaitement évidentes. En dépouillant avec soin
le cerveau de la pie-mère, on voit que dans les replis que cette
membrane envoie entre chaque circonvolution et sur leur face
viscérale existent de nombreuses granulations très confluentes,
agglomérées en grappe et dont quelques-unes ont le volume
d'un grain de chenevis. Elles donnent à la membrane, en deux
ou trois points du côté gauche, un épaississement considérable:
d'ailleurs, la pie-mère est partout très injectée ; mais on est
frappé de la rareté des granulations à la base et dans les scissures de Sylvius.

Il y avait peu de liquide dans la cavité arachnoïdienne.

En plusieurs points, des circonvolutions offrent un piqueté
très fin. L'insula du côté gauche est manifestement ramolli
ainsi que la circonvolution qui borde en arrière le sillon au
fond duquel se trouve cette partie du cerveau.

La voute à trois piliers est très ramollie, presque diffluente.
Les ventricules latéraux sont certainement dilatés ; la corne
postérieure offre de chaque côté une vascularisation très nette,
et en plusieurs points on note sous l'épendyme des points
ecchymotiques ; à ce niveau, la substance cérébrale est très
ramollie, Les plexus choroïdes sont œdématiés.

Il n'y avait rien de particulier dans la protubérance, ni le
bulbe ni le cervelet. Les pédoncules cérébraux étaient sans
consistance, mais il a paru que cette diffluence tenait surtout à
l'altération du cadavre, son autopsie n'ayant pu être faite que
36 heures après la mort.

La moelle n'a pas été examinée.

OBSERVATION IV.

Méningite tuberculeuse (In Thèse de RODIER, 1871).

*Début subit par engourdissement, fourmillement et crampes
dans un côté du corps. La céphalalgie ne survient que
14 jours après.*

Dus... est entré à l'hôpital de Metz le 17 mars 1847. Le
13 mars, il a ressenti subitement un peu d'engourdissement
avec fourmillement et crampes dans tout le bras droit et dans
le mollet du même côté. Il s'aperçut en même temps que les
membres inférieur et supérieur de ce côté étaient plus faibles,
moins adroits que ceux du côté opposé. La main ne le servait
qu'imparfaitement et la jambe ne pouvait plus le soutenir ;
ces symptômes, d'abord peu marqués et intermittents, de-
vinrent bientôt continus et assez intenses pour que la marche
fût difficile sans être toutefois douloureuse.

Le 18 *mars*, à la première visite, on constate les symptômes suivants : rien d'anormal dans l'attitude extérieure ; réponses claires et intelligentes ; pupilles contractées ; point de déviation de la langue ni de la bouche. Le membre supérieur du côté droit se meut spontanément dans toutes les directions ; la force de pression de la main est égale à celle du côté opposé ; mais la main droite opère cette pression avec plus de gradation et de lenteur. La sensibilité est normale. Le membre inférieur droit jouit également d'une parfaite mobilité. Seule, l'articulation tibio-tarsienne n'obéit plus à la volonté du malade, et, dans la marche, le pied qui est dans l'extension permanente décrit de dehors en dedans un arc de cercle accompagné du frottement sur le sol de la pulpe des orteils.

Pouls : 90 pulsations (saignée de 500 grammes).

Le 19, l'état est le **même**. Pouls : 90.

Le 22. Pouls : 72. La pression sur les apophyses épineuses des vertèbres cervicales est un peu douloureuse. Constipation.

Le 24, la main droite semble avoir acquis un peu plus de force ; mais le pied ne peut encore se fléchir, et la marche s'opère toujours en fauchant. La constipation persiste.

Le 25, douleurs dans le cou-de-pied ; bouffées de chaleur irrégulières, remontant vers la face. Constipation.

Le 26, au soir, le pouls, habituellement fréquent, s'est élevé à 102 pulsations vers 5 heures ; le malade se plaint d'un malaise général.

Le 27, il y a eu un vomissement, et pas de selle ; 90 pulsations. Le malade ne peut plus se lever ; il se plaint de vertiges dès qu'il essaie de s'assoir dans son lit.

Le 28, 90 pulsations ; le malade dit se trouver mieux ; il demande des aliments. Une céphalalgie assez intense survient dans la nuit.

Le 29, la céphalalgie persiste avec plus d'intensité, la face est altérée, le regard fixe et hébété ; les réponses sont lentes, un peu embarrassées ; le malade semble indifférent à sa propre situation ; le pouls conserve sa fréquence (nouvelle saignée).

Le 30, vomissements répétés ; anorexie ; pesanteur de tête ; affaiblissement progressif de la motilité dans le membre inférieur droit, avec persistance de la sensibilité. Prostration.

Le 31, les vomissements ont cessé ; la céphalalgie persiste, et c'est ce dont le malade se plaint le plus. Constipation tenace. Pouls : 86 (sangsues, lavement).

Le 1er avril, céphalalgie persistante ; un vomissement. p. : 84. Faiblesse, hébétude. (Lavement).

Le 22, on donne une purgation qui provoque une garde-robe abondante à la suite de laquelle la céphalalgie disparaît.

Le 3, sommeil ; plus de céphalalgie ; intelligence diminuée ; réponses languissantes. Le malade ne peut presque plus mouvoir la jambe droite, et la pression qu'il exerce avec la main droite est presque nulle. La sensibilité est conservée au même degré des deux côtés.

Le 4, en prenant un bain de pieds dans la matinée, le malade éprouve une vive céphalalgie, des sueurs abondantes ; perte momentanée de la parole ; le malade regarde fixement l'interlocuteur et fait d'inutiles efforts pour parler ; cinq minutes après la sortie du bain, il recouvre la faculté d'articuler les sons.

Le 5, la parole est assez facile. Pouls : 84. Constipation. Le soir. Pouls : 96. Incontinence d'urines.

Le 6, élévation notable de la température. Pouls : 90. Mémoire affaiblie, morosité ; prolapsus de la paupière supérieure gauche, paralysie complète du membre inférieur droit ; lorsque l'on engage le malade à donner sa main droite, il élève le bras avec beaucoup de peine, mais il est bientôt obligé de le laisser retomber sur le lit, à cause du tremblement qui l'agite ; raideur légère dans les muscles de la nuque, mais sans douleur ; paralysie de la vessie et du rectum ; la sensibilité est partout intacte. (Saignée de 300 gr.)

Le 7, décubitus dorsal avec inclinaison de la tête à gauche, hébétude. réponses lentes ; mémoire presque nulle ; langue et lèvres fuligineuses ; quand on cesse de lui parler, le malade s'assoupit ; quand on lui demande s'il souffre, il répond négativement ; le pouls est à 96, petit ; point de selle ; les urines s'échappent involontairement, goutte à goutte ; elles sont troubles, fomenteuses, à réaction alcaline.

Dans la journée, deux vomissements ; respiration courte, accélérée. Pouls : 108 ; sueurs abondantes au visage et au cou.

Le 8, pâleur de la face, dilatation et immobilité des pupilles ; la paralysie, complète à droite, commence à s'étendre au côté gauche ; mais la sensibllité reste intacte partout ; céphalalgie, langue brunâtre ; pas de selles ; urines involontaires, alcalines.

Le soir. Pouls : 120, respiration : 36 ; refroidissement des extrémités, rougeur au sacrum ; vomituritions; pas de selles ; incontinence d'urine.

Le 9, immobilité complète dans le décubitus dorsal, raideur de la nuque, assoupissement. Pouls : 120.

Le soir, affaiblissement complet ; constipation opiniâtre. Pouls : 132 ; respiration : 60.

Le coma commence pendant la nuit, et la mort survient le 10 avril.

AUTOPSIE. — *Cavité crânienne*. Sur la partie moyenne de l'hémisphère gauche du cerveau, on observe une infiltration de matière opaque d'un jaune serin, assez analogue à des trainées de pus concret, accompagnant les vaisseaux.

Cette infiltration, examinée de près à l'œil nu et à la loupe, résulte elle-même de la confluence de granulations de dimensions inégales ; quelques-unes atteignaient le volume d'un petit pois, mais la plupart ne dépassaient point celui d'un grain de semoule ; çà et là, mais toujours le long des vaisseaux, elles sont tout à fait distinctes, séparées, disposées en chapelet ; il en existe également, mais en moindre quantité, sur la partie antérieure de l'hémisphère droit, ainsi que dans le tissu cellulo-vasculaire qui revêt la face plane verticale du côté droit, dans la grande scissure ; on n'en rencontre point à la base, ni dans les scissures de sylvius.

Le cerveau reposant sur sa face inférieure, une coupe horizontale de 15 mm. d'épaisseur, faite dans l'hémisphère gauche, tombe dans le milieu d'un foyer phlegmasique, siégeant dans la substance blanche médullaire, à égale distance de l'extrémité antérieure et de l'extrémité postérieure de cet hémisphère ; ce foyer a deux centimètres d'étendue en tous sens ; il présente une coloration d'un rouge brun, non uniforme, et semble formé par plusieurs noyaux ; il est manifestement ramolli à son centre, tandis qu'à son périmètre les noyaux rougeâtres qui le constituent ont une consistance rougeâtre un peu plus ferme.

En recherchant la limite supérieure de cette inflammation circonscrite de la substance cérébrale, on s'aperçoit qu'elle a pour point de départ un amas de granulations tout à fait analogues à celles qui ont été trouvées à la convexité du cerveau. Ces granulations infiltrent un repli de la pie-mère qui s'enfonce entre deux circonvolutions pariétales, formant le plancher supérieur du foyer phlegmasique ; cette portion de la pie-mère est elle-même épaissie, indurée et d'un rouge brunâtre.

Il existe une forte injection sous-arachnoïdienne sur la portion lombaire de la moelle.

Cavité thoracique. Poumons parsemés dans toute leur étendue d'une innombrable quantité de granulations miliaires. Rien au cœur.

Intestin: présente plusieurs ulcérations tuberculeuses.

Reins : infiltrés du tubercules.

Rate : id.

OBSERVATION V

M. DREYFUS (In *Gaz. médicale*, 1876, p. 152).

Plaque de méningite tuberculeuse sur la partie supérieure des circonvolutions frontale et pariétale ascendantes.
Santé excellente. Début par secousses convulsives dans le bras gauche. Attaque épileptiforme. Crises douloureuses dans la tête. Mort après un dernier ictus apoplectique. Température et pouls normaux.

La nommée C., âgée de 28 ans, entre à l'hôpital le 4 février 1876. Cette femme, qui a toujours joui jusqu'à présent d'une excellente santé, raconte que sa maladie commença le 25 janvier de la manière suivante : elle ressentit en se levant des fourmillements et de petites secousses convulsives dans le bras gauche, puis des fourmillements dans le membre inférieur gauche et, au bout de quelques secondes, perdit connaissance. Son mari lui dit qu'elle resta assez longtemps sans mouvements, l'écume à la bouche. Cette perte de connaissance fut suivie d'un léger sentiment de courbature. Le lendemain, elle ressentit de nouveau les mêmes phénomènes dans les membres du côté gauche: puis elle constata une diminution des forces, surtout dans le membre supérieur, paralysie qui alla croissant jusqu'à son entrée à l'hôpital.

A cette époque, on constate les phénomènes suivants : paralysie assez prononcée du membre supérieur, avec légère contracture et flexion du coude ; paralysie moins marquée du membre inférieur qui ne rend pas encore la marche impossible ; déviation très légère de la face du côté droit, avec déviation de la pointe de la langue à droite ; intégrité de l'orbiculaire des paupières et des mouvements pupillaires. Pas de troubles des sens, ni de la sensibilité périphérique. Douleur lancinante dans la région fronto-pariétale droite, assez vive pour causer l'insomnie et empêcher toute alimentation. Quelques vomissements. Tendance à la constipation. Température normale. Rien au cœur, ni dans les poumons.

Deux cuillerées de sirop de Gibert ; injection de morphine au point douloureux.

Pendant les jours suivants, la paralysie fit de rapides progrès, surtout au membre supérieur. Diminution notable de la sensibilité tactile au membre supérieur. Déviation très nette de la face. En même temps, la malade s'anémie rapidement et son visage présente une remarquable pâleur. Dépression profonde.

Le 13 février, en se levant, la malade tombe privée de connaissance. A la visite, état subcomateux; paralysie complète des membres, paralysie faciale très marquée ; parole inintelligible. Intelligence presque complètement abolie. Dilation de la pupille gauche. Lèvres et langue fuligineuses. Selles et urines involontaires La malade meurt dans l'après-midi, sans que la température se soit élevée.

Autopsie, le 15 février.— Sous les deux plèvres, nombreuses granulations tuberculeuses isolées. Rien dans les autres viscères et au péritoine.

Cerveau. Sérosité sous-méningée assez abondante. Les circonvolutions de la convexité du côté droit sont un peu affaissées. On trouve disséminées sur la convexité des hémisphères et à la partie supérieure quelques rares granulations tuberculeuses isolées. Les méninges n'adhèrent à la substance cérébrale qu'en un point, au niveau de l'extrémité interne du sillon de Rolando droit, où l'on trouve une petite plaque de méningite tuberculeuse à cheval sur le point de jonction des deux circonvolutions frontale et pariétale ascendantes, au niveau du lobule paracentral.

Au fond du sillon de Rolando droit, à deux centimètres en avant de l'extrémité de la scissure de Sylvius, il existe un bouquet de granulations tuberculeuses de deux centimètres environ de diamètre refoulant les deux circonvolutions ascendantes. Ces granulations sont entourées d'un petit foyer d'encéphalite dans la substance corticale de ces circonvolutions, plus étendue dans la circonvolution frontale. Au-dessous, la substance cérébrale est ramollie dans une assez grande étendue, ce qui explique l'aplatissement des circonvolutions à ce niveau.

Dans les ventricules et les corps opto-striés, rien de particulier à signaler.

Observation VI.

(M. Troisier. In Th. de Gardin, 1877, p. 52).

Méningite cérébro-spinale tuberculeuse primitive chez une femme robuste. — Mort en trois jours.
Depuis deux ans, bizarreries de caractère. — Début apparent par attaque apoplectiforme. — Rotation de la tête et déviation conjuguée des yeux. — Hémiplégie incomplète avec contracture, tremblement et phénomènes cataleptiformes. — Fièvre. — Respiration rapide. — Pouls fréquent et irrégulier. — Pas de vomissements. — Coma. — Convulsions terminales.

Rosine A..., âgée de 37 ans, entre à la Pitié le 22 juillet 1871, service de M. Molland.

Les renseignements fournis par la sœur de la malade sont très vagues. A... serait tombée malade depuis deux ans. Depuis cette époque, on aurait remarqué quelques changements dans son caractère ; elle continuait cependant à travailler. Depuis un an, elle ne serait pas réglée. Le 21 juillet, on l'a trouvée chez elle sans connaissance, et le lendemain, elle a été amenée à l'hôpital dans un coma complet.

A... est d'une constitution robuste ; son embonpoint est considérable.

22 juillet, le soir, P. 108, régulier, égal. T. V. 37. R. 39. La malade est dans le coma, pas de stertor. La tête est en rotation à gauche, légèrement penchée sur l'épaule gauche ; on la ramène difficilement sur la ligne médiane, et dès qu'on l'abandonne à elle-même, elle reprend immédiatement la position indiquée. Les paupières sont mobiles, elles restent habituellement entr'ouvertes, les deux globes oculaires soit déviés, le droit en dedans, le gauche en dehors. Le sillon nasso-labial droit paraît moins prononcé que le gauche ; le nez est un peu tiré du côté gauche ; la bouche est entr'ouverte ; la lèvre inférieure n'est pas pendante ; on abaisse difficilement la mâchoire inférieure. La déglutition est difficile. Le membre supérieur et le membre inférieur du côté gauche exécutent quelques mouvements spontanés ; ils ne retombent pas lorsqu'on les soulève ; ces mouvements existent aussi, mais moins prononcés, dans les membres du côté droit ; le chatouillement de la plante des pieds provoque des mouvements réflexes dans le membre inférieur ; le pincement des jambes détermine également des mouvements réflexes accompagnés de quelques plaintes. Le membre inférieur droit est dans l'extension et un peu contracturé ; le membre supérieur droit est également contracturé ; l'avant-bras est fléchi à angle droit sur le bras, les quatre derniers doigts fléchis dans la paume de la main, le pouce étendu sur l'index. On éprouve une certaine résistance quand on veut étendre l'avant-bras ou le fléchir ; lorsqu'on élève le membre et qu'on l'abandonne, il reste élevé pendant quelques instants et est pris dans cette position d'un léger tremblement. Le membre supérieur gauche n'est pas contracturé au même degré, mais on produit assez facilement les mouvements d'extension et de flexion.

Rien au cœur. — Ventre ballonné. — Petite tache violacée au sacrum. — Miction involontaire.

23 *juillet*. 37 à 39 inspirations. — P. 102 inégal.

La tête n'est plus déviée. Paupières entr'ouvertes, nystagmus. La sensibilité à la douleur est conservée à gauche, diminuée et non abolie à droite. — Le bras droit soulevé retombe comme une masse inerte ; quelques mouvements spontanés dans les membres du côté gauche. — Teinte légèrement cyanique de la face. — Un peu d'œdème des malléoles.

Une heure après cet examen, le membre supérieur droit soulevé ne retombe lentement qu'après être resté quelques instants élevé (comme la veille) ; une heure après, on constate de nouveau la flaccidité de ce membre.

Le soir, même état que le matin. P. 120 très irrégulier. La paralysie faciale droite est très marquée.

24 *juillet*. Resp. 48. T. V. 40°,4. P. 108 très petit, presque imperceptible, irrégulier. — Coma. — La respiration est plus bruyante que hier sans être stertoreuse ; la malade pousse des soupirs de temps en temps.

Le membre supérieur droit est soulevé sans aucune résistance ; il retombe avec flaccidité. Le membre supérieur gauche offre plus de résistance lorsqu'on le soulève et il retombe moins rapidement. Les mouvements réflexes produits par le chatouillement de la plante des pieds sont moins prononcés à droite qu'à gauche.

La pupille droite est plus dilatée que la pupille gauche ; la face froide, les lèvres cyanosées ; roideur du cou ; ballonnement du ventre.

Au niveau du sacrum, plaque érythémateuse avec sphacèle de la peau au centre de la plaque.

La malade meurt à une heure et demie du soir, après avoir eu des convulsions pendant quelques minutes,

AUTOPSIE, faite le 25 juillet. — *Crâne :* Petite ecchymose située au-dessous du péricrâne, au niveau du frontal, à droite. A la face interne, le frontal offre des taches blanchâtres à contours irréguliers ; au niveau de ces taches, sur la face externe, la vascularisation de l'os est plus prononcée. Les veines cérébrales sont remplies de sang fluide ; le sinus longitudinal supérieur contient un caillot récent.

Le liquide céphalo-rachidien est louche.

Les méninges de la face inférieure de l'encéphale sont épaisses, louches, principalement sur la ligne médiane, et contiennent des granulations tuberculeuses grises, appréciables seulement au niveau du feuillet qui recouvre l'espace sous-arachnoïdien antérieur. Les méninges de la face inférieure de la protubérance, celle du bulbe, surtout sur les parties latérales, sont très épaissies.

La pie-mère du fond des scissures de Sylvius, surtout celle de gauche, sont aussi très épaissies. A l'origine de la scissure gauche, il y a une plaque gris-jaunâtre paraissant infiltrée de pus. Sur la face inférieure des lobes frontaux, surtout à gauche, se voient des exsudats fibrineux et purulents (?) sous forme de l'étendue d'un grain de millet, à contours irréguliers, réunis les uns aux autres par de petites taches blanc-jaunâtres de même nature.

On a observé également, sur la face inférieure des lobes sphénoïdaux un épaississement purulent (?) des méninges.

Sur les autres parties de l'encéphale, les méninges sont congestionnées et offrent quelques rares dépôts fibrineux au niveau des anfractuosités suivant le trajet des vaisseaux. Les méninges cérébrales s'enlèvent en entraînant avec elles la portion la plus superficielle des circonvolutions. — Rien d'appréciable sur les coupes du cerveau.

Moelle épinière. La face interne de la dure-mère est recouverte de très fines granulations tuberculeuses. On constate également, sur la face postérieure de la moelle, de nombreuses granulations tuberculeuses.

Poumons. Sont le siège d'une congestion hypostatique. Aucun tubercule.

Les autres viscères sont sains.

OBSERVATION VII.

(In Th. de SERGIU, 1866.)

Méningite tuberculeuse cerebro-spinale. — Tuberculose généralisée aiguë.
Excellente santé. — Embonpoint notable. — Deux mois avant le début des accidents, changement de caractère. Elle accuse sa famille de vouloir se débarrasser d'elle. Début subit par attaque apopleciforme. Au sortir de l'attaque, état semi-comateux sans paralysie. — Ni vomissements, ni ralentissement du pouls. — Mort en 5 jours.

Madeleine L..., âgée de 32 ans, entre le 1er avril 1864 à

l'hôpital. La mère de la malade donne sur elle les renseignements suivants : depuis deux mois environ, on remarquait chez elle des troubles de l'intelligence sans que sa santé parût altérée. Elle accusait sa famille de vouloir se débarrasser d'elle. Ses père et mère sont morts vieux ; elle-même a joui toujours d'une bonne santé ; elle ne boit pas. Le mardi matin 29 mars, on la trouva dans sa chambre, à bas de son lit, ayant perdu connaissance ; pendant deux heures environ, elle ne rouvrit pas les yeux, puis elle reprit connaissance, prononça quelques paroles, mais sans qu'on pût la comprendre.

Pendant trois jours, elle resta dans le même état sans que l'on ait pu remarquer aucune paralysie ; ses mains, surtout la gauche, étaient agitées de petits mouvements de préhension. La sensibilité cutanée avait paru augmenter. Elle n'allait pas à la selle ; elle n'a pas eu de vomissement. Cet état se prolongeant, elle fut amenée à l'hôpital le 10 avril.

Lors de son entrée, on trouva une femme dans la stupeur les yeux ouverts, les pupilles assez immobiles, plutôt contractées ; la lumière ne semble pas lui produire une impression douloureuse. La tête est fortement inclinée du côté droit sur l'épaule ; les mouvements pratiqués pour la redresser déterminèrent une vive douleur qui fit grimacer et crier la malade Il est difficile de l'asseoir et la colonne cervicale (?) présente beaucoup de raideur. Elle n'a pas vomi ; elle avale bien sans s'étouffer ; aucune paralysie des membres ne semble exister ; si l'on vient à la pincer, chaque membre se retire avec assez de force et de vivacité ; la sensibilité paraît être exagérée surtout au bas des cuisses, où la moindre pression détermine chez la malade une grimace douloureuse. Elle n'a pas été à la selle ; elle ne tousse pas et l'auscultation de la poitrine ne fait constater aucun signe morbide de ce côté-là : le ventre est souple et normal ; la tache cérébrale est assez manifeste.

Le lendemain, 2 avril, pas de vomissements : la parole est un peu revenue ; elle paraît comprendre ; elle a une sorte de délire gai ; les autres symptômes persistent avec la même intensité. Le soir, même état. Elle meurt à 11 heures.

Autopsie, 36 h. après la mort. — Les méninges sont infiltrées et épaissies. Çà et là, sur la convexité, et dans les scissures surtout, appendues aux vaisseaux, se trouvent de nombreuses granulations d'une extrême ténuité ; deux seulement sont plus volumineuses et se trouvent à la partie inférieure du lobe postérieur droit ; les ventricules sont aussi dilatés et remplis de liquide transparent ; sur la membrane interne de ces cavités, sur la toile choroïdienne se trouvent encore de très nombreuses granulations extrêmement fines ; la voûte à trois piliers est très ramollie ; en quelques endroits la substance grise périphérique présente aussi une consistance moindre qu'à l'état normal.

La moelle épinière elle-même présente aussi plusieurs granulations bien distinctes.

Les deux poumons sont criblés de granulations miliaires.
Cœur gros.

Rate et foie ont leurs surfaces parsemées de granulations.
Nulle part ailleurs de tubercules.

OBSERVATION VIII. — INÉDITE.

Communiquée par M. GOMBAULT, médecin des hôpitaux.

Méningite tuberculeuse.

Attaque apopiectiforme dans le cours d'un mal de Pott. — Délire à forme spéciale consécutif. — Hémiplégie gauche transitoire. — Accidents paralytiques du côté du pharynx et du larynx. — Accélération du pouls et de la respiration sans é'évation correspondante de la température. — Asphyxie progressive. — Elévation terminale de la température. — Mort 8 jours après le début des accidents cérébraux.

La nommée Quénel Augustine', âgée de 14 ans, entrée le 23 octobre 1873 à l'hôpital Sainte-Eugénie, dans le service de M. BARTHEZ. Le père serait mort aliéné. La mère est bien portante.

Cette malade était traitée en chirurgie depuis le 23 septembre pour un abcès par congestion. Pendant toute la durée de ce séjour, il ne s'était montré aucun trouble du côté du système nerveux. On croit de plus savoir que jamais elle n'avait d'attaques, soit comateuses, soit convulsives. — Depuis quelques jours, elle se montrait un peu exaltée, disait voir double, lorsque, dans la nuit du 22 au 23 octobre, vers 2 heures du matin, on la vit tout d'un coup s'asseoir sur son lit en proférant des paroles incohérentes, puis s'affaisser brusquement et tomber dans le coma. L'interne de garde la trouva, bientôt après, dans l'état suivant : perte de connaissance absolue ; stertor, écume à la bouche. Résolution complète dans tout le côté gauche du corps, paralysie faciale évidente du même côté, — rotation de la tête et des yeux vers le côté droit. La malade fait des mouvements automatiques ; elle promène sa main droite sur sa figure. L'œil gauche est grand ouvert, tandis que la paupière supérieure droite est abaissée. Les pupilles sont largement dilatées, non contractiles, égales.

Le lendemain matin, la malade avait recouvré la connaissance, mais elle était hébétée et délirait. L'hémiplégie à gauche persistait sans aucune contracture. Le côté gauche de la poitrine seul était rempli de gros râles bruyants.

Dans la matinée, on la fit passer en médecine. La sœur qui la vit seule à ce moment constata un gargouillement trachéal intense, comparable à celui de l'agonie ; elle fit alors cracher la malade dans un mouchoir, et dit lui avoir vu rendre une certaine quantité de pus.

Le soir, il n'existe aucune trace de coma, mais la malade est hébétée, répond mal aux questions, paraît n'avoir aunne notion de ce qui s'est passé. Paralysie flasque à peu près absolue du côté gauche du corps; les traits du visage sont fortement tirés à droite. Il n'y a pas de paralysie de l'orbiculaire de la paupière gauche Il n'y a plus de traces de la déviation conjuguée. La sensibilité à la température, au contact, à la douleur est notablement amoindrie dans le membre supérieur gauche. Le thermomètre, appliqué sous l'aisselle, ne donne qu'un résultat incertain en raison de l'indocilité de la malade, mais il est évident que la température de la peau ne s'élève guère au-dessus de la normale

24 *octobre*. La malade est sensiblement dans le même état. Toutefois, le mouvement revient un peu dans les membres paralysés.

25 *octobre*. La paralysie a notablement diminué. La malade peut lever le bras et aller chercher avec la main les objets qu'on lui désigne, mais elle est maladroite dans ses mouvements et ne peut serrer avec énergie. La paralysie faciale est, au contraire, demeurée stationnaire. La malade est beaucoup moins hébétée; elle se souvient avoir été dans une autre salle. Rien aux poumons ni au cœur.

26 *octobre*. La paralysie diminue de plus en plus dans le côté gauche. Les muscles faciaux de ce côté commencent à se contracter, quand, par exemple, on fait rire la malade.

27 *octobre*. La paralysie continue à diminuer. La luette est fortement déviée à droite; cependant, le voile du palais paraît symétrique et les piliers se contractent très bien sous l'influence des excitations. La parole est nette; la langue est peut-être un peu déviée, sa pointe entraînée vers la droite.

28 *octobre*. La malade a été agitée toute la nuit; elle a cherché à se lever; c'est à peine si elle a dormi quelque temps vers le matin. A la visite, on la trouve avec la peau chaude, le regard un peu égaré, répondant mal aux questions. — Pendant toute la journée, elle a été agitée.

Soir. Elle est assise sur son lit, la figure animée, proférant incessamment et le plus souvent à voix basse des paroles sans suite. Lorsqu'on lui demande pourquoi elle cause ainsi, elle répond qu'elle dit des prières; sa voix est brève, saccadée. Il y a un mot sans signification qu'elle répète sans cesse, ou tout entier, ou la dernière syllabe seulement. Ses mains sont en mouvement continuel, tantôt elle les frotte l'une contre l'autre, tantôt elle déplace les objets qui sont sur son lit. Elle peut se tenir debout, puisqu'elle a cherché à se lever cette nuit. La main gauche serre avec une certaine énergie. L'hémiplégie faciale elle-même a beaucoup diminué. Cependant, la malade avale de travers; les boissons déterminent la toux; celle-ci a le timbre spécial des paralysies du larynx consécutives à la diphtérie; il semble que l'effort nécessaire à la toux ne se produise plus. La parole elle-même est entrecoupée par de fréquentes inspirations, comme si l'effort qu'elle nécessité ne pouvait être soutenu longtemps ; elle est en même temps légèrement p·teuse. (De temps en temps, la malade pousse un cri ; si on lui en demande la raison, elle dit qu'elle ressent une douleur d'estomac.) Lorsqu'on lui présente un objet et qu'on lui dit de le nommer, elle éprouve une peine infinie à trouver son nom, et le plus souvent aboutit à prononcer le mot qu'elle répète toujours. Par moments, elle dit qu'elle est folle. Elle se plaint d'avoir de la diplopie dont elle a, du reste, conscience.

T. A. 38°5. La malade ne fait jamais sous elle.

29 *octobre*. La malade n'a pas cherché à se lever cette nuit. Langue chargée, lèvres sèches. Le pouls est à 132 avec quelques intermittences. Elle est plus calme qu'hier, un peu somnolente ; la peau est chaude et sèche ; elle répond mieux aux questions. Respiration très accélérée. T. A. 37°5. Les yeux sont excavés, le visage cyanosé ainsi que les extrémités. Abattement profond. De temps à autre, toux grasse ayant les mêmes caractères qu'hier. De temps en temps, elle pousse un cri plaintif et répond qu'elle a mal à l'estomac. Elle ne paraît pas avoir d'hallucinations. Rien au cœur La respiration paraît assez pure ; au sommet droit légèrement soufflante.

Le soir. T. A. 38°4. R. 44. Pouls petit. incomptable.

Même état que ce matin sous le rapport mental ; peut-être un peu plus de somnolence. La face est couverte d'une sueur froide : les lèvres sont violettes ainsi que les extrémités. La respiration est non seulement accélérée, mais bruyante et inégale : à une série de respirations fortes succède une série plus courte de respirations faibles.

30 *octobre*. Teint plombé, face extrêmement pâle, couverte de sueur, froide au toucher, yeux excavés, lèvres bleuâtres ainsi que les extrémités supérieures. Pas de troubles oculaires. De temps à autre, gargouillement trachéal (comme hier, du reste, mais plus fréquent), suivi d'une toux pénible à timbre spécial indiquant le manque d'occlusion ou l'occlusion très incomplète de la glotte. Respiration très accélérée. Le délire persiste. mais la voix est basse, éteinte. Somnolence.

Le soir. P. 120, R. 60. Refroidissement des extrémités. La malade pousse toujours des plaintes de temps en temps et semble éprouver des douleurs aiguës vers le tiers inférieur du sternum.

31 *octobre*. Même état cyanique. Moins dedélire. L'hémiplégie a à peu pres complètement disparu. La malade a uriné sous elle.

Le soir. Somnolence : mouvements automatiques et paroles incohérentes de temps à autre. Teinte asphyxique des plus prononcées. Râle trachéal. La malade grince des dents.

T. A. 40. R. 48 Le pouls est incomptable.

Mort à 9 h. 1/2 du soir,

N. B. — Pendant tout son séjour dans la salle Sainte-Mathilde, la malade n'a eu ni diarrhée ni vomissements, a été plus constipée, n'a laissé aller sous elle que le dernier jour.

Autopsie, le 2 novembre. — *Poumons*. Pas de granulations tuberculeuses. Broncho-pneumonie assez étendue de l'un et l'autre poumons. Inflammation aiguë des ganglions bronchiques.

Au cou, foyer caséeux en rapport avec la colonne vertébrale. L'apophyse épineuse de la 1° dorsale est altérée. Les corps vertébraux des premières dorsales le sont aussi. A ce niveau, dure-mère épaissie sur sa face externe. Moelle saine.

Cerveau. Toute la région de l'hexagone est occupée par un exsudat verdâtre, très dense, englobant les vaisseaux et les nerfs. Au niveau de l'espace inter-pédonculaire, il s'enfonce profondément entre les pédoncules. En arrière, il se prolonge sur la protubérance où il a au moins 2 mètres d'épaisseur, et aplatit l'artère basilaire dans laquelle on trouve un petit caillot cruorique. Puis il s'étend en diminuant d'épaisseur sur la région supérieure du bulbe (faces antérieures et latérales). Tous les nerfs pris dans l'exsudat ont une coloration rosée manifeste. Tout le reste de la pie-mère est très vascularisé en rapport avec un exsudat plus ou moins abondant suivant les régions, épais surtout à la partie antérieure de la face supérieure du cervelet. Dans les scissures de Sylvius, le long des bulbes olfactifs, de nombreuses granulations, généralement très petites, se trouvent disposées le long des vaisseaux de la membrane. Les ventricules ne sont pas distendus par la sérosité. Des coupes frontales successives du cerveau n'y montrent absolument qu'un peu de sablé de la substance blanche, une coloration un peu rosée de la grise, mais nulle part de diminution de consistance, soit diffuse, soit en foyer. Il en est de même de la protubérance, du bulbe et du cervelet.

Les autres organes sont sains.

Observation X. — Personnelle.

Méningite tuberculeuse. — Céphalalgie. — Vomissements. — Délire maniaque. — Prodromes, 25 jours. — Durée de la maladie, 6 jours.

Le nommé Rodier, âgé de 36 ans, entre le 27 février 1883 à l'hôpital Necker, salle Saint-Jean, service de M. Rigal.

Voici ce que des renseignements donnés par un parent du malade apprennent sur ses antécédents personnels : Il n'aurait jamais fait de maladie. Depuis 4 à 5 ans, il toussait de temps en temps, mais sans jamais cracher du sang. On a remarqué aussi qu'il buvait beaucoup, se levait quelquefois la nuit pour boire de l'eau. Il y a 4 ans, un ganglion du cou aurait suppuré. Ses habitudes de boisson portent à croire qu'il est alcoolique. Du reste bonne santé apparente.

Le 4 février dernier, à la suite de grandes contrariétés (il a été volé, n'a pas été bien nourri les derniers jours de janvier, etc.), il a ressenti de grands maux de tête très tenaces qui ne l'ont pourtant pas empêché de faire son travail. De ce jour, on s'est aperçu qu'il maigrissait un peu. Vers le 10 février, des vomissements le prennent au commencement de ses repas, qui cessent pourtant quand il s'obstine à manger davantage ; mais dès lors l'appétit va en diminuant. Le sommeil se perd également. Le caractère change ; de gai il devient soucieux. Les idées ne semblent plus aussi bien suivies qu'autrefois. Le malade malgré tout continue son travail. — Le 25 février, on s'aperçoit pendant quelques heures que l'œil gauche est dévié avec chute de la paupière supérieure ; puis tout rentre dans l'ordre spontanément. — Le 26 février, les idées deviennent très troubles ; aux questions qu'on lui pose, le malade ne répond pas ou répond mal. — Dans la nuit du 26 au 27, grande agitation, délire furieux, cris inarticulés. Il déchire ses vêtements, s'écorche la poitrine avec ses ongles, brise les meubles.

Le 27 février, ses parents l'amènent à l'hôpital pour demander son entrée à Sainte-Anne. Il est délirant, gesticule parfois avec les bras. Il a la face très rouge, le regard hébété. La marche est chancelante, les jambes fléchissent sous lui, et si on ne le maintenait, il ne pourrait se tenir debout. Il délire sans pousser aucun cri, mais il est si agité qu'on est obligé de l'attacher.

28 *février*. L'agitation de la veille a disparu. Le malade est absorbé dans ses idées : il parle de choses intéressant son métier. Le regard est fixe. La face rouge. Constipation ; le ventre n'est pas rétracté. Tache méningitique. L'examen minutieux de la poitrine et du cœur ne décèle rien d'anormal. Temp. 38°,4. Le pouls est calme, régulier à 70. Respiration 20.

1er *mars*. La nuit a été tranquille. Le malade parle mieux, quoique le délire persiste encore. Il obéit à certaines demandes (tire la langue, serre la main, etc.), mais il est incapable de donner aucun renseignement sur son état antérieur. Le faciès est souriant. Quand on le fait asseoir, on constate une notable raideur du tronc et du cou. La pression est douloureuse sur les apophyses épineuses de la région dorsale. Rien aux poumons ni au cœur. La langue est sèche, rouge sur les bords. Le ventre est légèrement ballonné. Légère constipation. Pas de taches rosées. Pas de vomissements. Pas d'appétit. Tache méningitique. Pouls à 72. Temp. 38°,4.

Le soir, le malade se plaint d'avoir bien mal à la tête ; il adresse spontanément la parole à ses voisins d'une manière à peu près sensée. La sensibilité paraît intacte partout ; il y a plutôt défaut de perception que de transmission. Pas de paralysie. Rien aux pupilles. Pas de vomissements. P. 82. T. 38,6.

2 *mars*. La nuit a été calme ; le malade n'a plus parlé. Aujourd'hui la prostration est profonde ; on ne peut tirer du malade aucune réponse. Raideur du tronc. Carphologie. La sensibilité est notablement diminuée. Rien aux pupilles. Gâtisme. Rétention d'urine qui nécessite le cathétérisme. L'urine

contient une notable quantité de sucre \et un léger nuage d'albumine.

Pouls irrégulier, inégal à 80. Temp. 38°,8.

Le soir, même état avec prostration encore plus profonde. P. inégal à 120. T. 39°,2.

3 *mars*. La prostration est un peu moins accentuée. Raideur du tronc et du cou plus considérable. La sensibilité est très obtuse. Pas de paralysie. Un peu de déviation conjuguée des yeux et de la tête du côté gauche. Pupilles à peu près insensibles à la lumière, assez contractées. Réflexe cornéen conservé. Réflexe rotulien aboli. Pas d'épilepsie spinale. Carphologie. Incontinence d'urine.

La respiration est tantôt précipitée, tantôt ralentie (type Cheyne-Stokes). Pouls petit, irrégulier, inégal à 120. Temp. 38°,4.

Le soir, même état de stupeur et d'insensibilité. Il faut pincer vigoureusement le malade pour lui arracher quelques grognements et quelques mouvements de défense. On est obligé de lui attacher les mains parce qu'il se gratte continuellement les bourses et la paroi abdominale. Il reste immobile dans le décubitus dorsal ; les mains sont continuellement agitées ; il essaie de saisir en l'air des objets imaginaires. Pupille gauche plus dilatée que la droite. Rougeur de la face qui persiste d'ailleurs depuis le commencement de la maladie. La respiration n'a plus le type Cheyne-Stokes.

Pouls petit, dépressible, régulier à 140. Temp. 39°.

4 *mars*. La nuit a été tranquille. Aujourd'hui la stupeur est très grande. La face est toujours congestionnée. Léger strabisme de l'œil gauche avec un peu de dilatation de la pupille et légère chute de la paupière. Le côté droit de la face semble un peu parésié. Aucune paralysie dans les membres. La sensibilité est très obtuse. Réflexe cornéen conservé. Rétention d'urine. La sonde amène de l'urine claire de coloration normale contenant une petite quantité d'albumine et un peu moins de sucre qu'hier. Le ventre n'est pas rétracté. Constipation. Sueurs profondes. Le malade ne répond plus à aucune question.

Le soir, le pouls est incomptable, très petit. La respiration : 60, irrégulière. La température : 39°,6. Pour le reste, même état que ce matin.

La mort arrive dans la nuit.

AUTOPSIE, 24 h. après la mort. — *Encéphale*. La dure-mère est lisse et a son aspect normal. Elle n'adhère pas à l'arachnoïde. Au-dessous, on trouve la pie-mère gorgée de sang. Toute la substance cérébrale est imbibée de sérosité molle.

Sur la face supérieure, ni exsudats, ni tubercules. La pie-mère s'arrache assez facilement. Son épaisseur est augmentée par l'imbibition séreuse.

A la face inférieure, mêmes apparences sur les parties latérales. Au niveau du chiasma, la pie-mère et l'arachnoïde sont adhérentes et épaisses au point de cacher complètement les parties sous-jacentes. Elles sont parsemées de petits points blancs qui ne se laissent voir qu'avec une grande attention. En essayant de les décoller, on déchire la paroi inférieure du ventricule moyen, et il en sort une assez grande quantité de liquide clair. Le chiasma est adhérent à la face inférieure du cerveau ; il est plongé dans l'épaisseur des membranes épaissies. Au niveau de la scissure de Sylvius, à gauche, les deux lèvres qui la forment sont adhérentes ; l'adhérence se fait par l'intermédiaire des membranes. Tout le long de la sylvienne et des petits vaisseaux qui en partent, on distingue un grand nombre de petites granulations blanches, très fines. Même aspect à droite. Les petites granulations accompagnent manifestement les vaisseaux. Les vaisseaux qui entourent la protubérance portent également un assez grand nombre de granulations. Le moteur oculaire commun gauche est difficile à reconnaître, tellement il est congestionné et différent de son congénère. Il est très rougeâtre et l'on voit tout le long de sa surface de petites stries que dessinent les capillaires engorgés.

Les ventricules sont distendus : ils contiennent une assez grande quantité de liquide légèrement teinté de rouge. Le trigone est complètement ramolli et réduit en bouillie. Le septum lucidum est également ramolli, perforé. La paroi inférieure des ventricules latéraux l'est un peu. Les plexus choroïdes sont gorgés de sérosité. Le prolongement sphénoïdal est dilaté. Pas de lésion appréciable des noyaux centraux quand on pratique la coupe de Flechsig. Le plexus choroïde qui ferme la partie postérieure du 4e ventricule est adhérent au bord du plancher, si bien qu'il faut le bistouri pour l'en détacher. Arborisations sanguines sur le plancher où les vaisseaux sont plus visibles qu'à l'ordinaire. Pas d'autres lésions appréciables.

A la coupe antéro-postérieure de la protubérance, on aperçoit la même vascularisation excessive. De plus, on y voit un petit nodule, à centre caséux et jaunâtre, à périphérie irrégulière et grisâtre, à diamètre vertical plus long que l'antéropostérieur ; il paraît constitué par de la matière tuberculeuse. Il est situé à la partie centrale de la moitié supérieure de la protubérance, si on la divisait en deux par une coupe transversale et horizontale. Il est séparé des fibres qui vont former l'étage inférieur du pédoncule par une distance de 5 millimètres ; une égale distance le sépare de la surface convexe de la partie supérieure de la protubérance.

Les choroïdes examinées avec soin ne laissent pas voir de granulations. Les nerfs optiques sont rouges et sans doute en imbibition.

Moelle. Rien de notable sur les méninges, si ce n'est un aspect un peu troublé de l'arachnoïde. A leur ouverture, il s'est écoulé une certaine quantité de sérosité louche.

A la partie inférieure de la moelle, surtout au niveau du renflement lombaire, il existe une congestion très intense des vaisseaux. Le long des vaisseaux on remarque, avec un examen attentif, une éruption discrète de fines granulations blanches, accentuée surtout à la partie inférieure.

Poumons. Ils sont à leur partie postérieure le siège d'une congestion très intense avec quelques tubercules. A leur partie antérieure, éruption très abondante de tubercules miliaires.

Reins. Parsemés de tubercules.

Foie. Gros et gras, sans cirrhose.

Les autres viscères sains.

OBSERVATION XI. — RÉSUMÉE.

(M. QUINQUAUD. In *Bullet. Soc. Anat.* 1869).

Méningite tuberculeuse limitée à l'hémisphère gauche avec deux foyers de méningo-encephalite.

Dans le cours d'une bonne santé apparente, début pendant le sommeil par du délire. de l'agitation et de l'embarras de la parole. Les jours suivants, il s'y joint un peu d'affaiblissement du côté droit, La sensibilité est aussi plus obtuse.

Pendant les 14 jours qui suivent. l'état reste à peu près stationnaire. Pas de céphalalgie notable, le pouls et la température sont normaux. L'aphasie incomplète persiste. L'agitation du début fait place à du délire tranquille. Celui-ci consiste surtout dans une bizarrerie de caractère avec obtusion intellectuelle et affaiblissement de la mémoire. Deux jours avant la mort, l'agitation reparait et fait place à la somnolence. Râles sibilants dans la poitrine. Dans la dernière journée, perte de connaissance. Le pouls s'est élevé à 88° et la température à 38°,9.

Ni céphalalgie, ni vomissements, ni lenteur, ni irrégularité du pouls.

AUTOPSIE. — Eruption miliaire sur les poumons et les plèvres. Deux foyers de méningo-encéphalite, un dans la partie postérieure de la première circonvolution frontale, l'autre au sommet du lobule de l'insula.

Méningite avec granulations sur l'hémisphère gauche.

OBSERVATION XII. — INÉDITE.

(Communiquée par M. JOSIAS, chef de clinique de la Faculté).

Méningite tuberculeuse primitive.

Délire chez un individu en apparence bien portant. Hyperesthésie cutanée et musculaire. Pendant toute la durée de

la maladie, absence complète de vomissements et de ralen-
tissement du pouls.

Le nommé Lenoan, âgé de 27 ans, entré le 3 janvier 1883 dans le service de M. le professeur HARDY. — Pris de délire depuis quatre jours, il est amené à l'hôpital par un de ses camarades.

D'après les renseignements qui peuvent être ultérieurement recueillis, il semble que ce malade était bien portant le 31 décembre 1882, puisqu'il a pu faire à cette époque son service de facteur. Il paraîtrait même que cet homme avait une existence très réglée, très sobre, et n'aurait à aucun moment présenté de bizarreries de caractère. Toutefois, le 1ᵉʳ janvier, son camarade étonné de ne pas l'avoir vu le matin comme d'habitude, se rendit dans sa chambre et l'y trouva couché, en proie à un délire continuel.

Lorsque ce malade se présenta à la consultation, il était chancelant et soutenu par son camarade; son visage était égaré et ses mains toujours en mouvement semblaient chercher dans le vide des objets imaginaires. Pensant à une fièvre typhoïde possible, nous le reçûmes, et le soir, à la contre-visite, nous le trouvâmes dans l'état suivant :

Durant l'après-midi, il n'avait cessé de délirer et de s'agiter. Le facies est égaré, les yeux légèrement excavés, les joues affaissées, les lèvres humides, non fuligineuses. Pas de déviation des traits de la figure. Langue humide, saburrale. Pas de vomissements ni de selle. Abdomen aplati, très douloureux à la palpation. Pas de gargouillement ni de taches rosées lenticulaires.

Foie et *rate* normaux.

Poumons : Sonorité partout. Pas de souffle ni de râles.

L'auscultation est difficile en raison des cris que profère le malade, surtout lorsqu'on le met sur son séant.

Cœur : les battements sont normaux.

Les réflexes plantaires et tendineux sont conservés, peut-être exagérés. Hyperesthésie cutanée et musculaire Quelle que soit la région musculaire qu'on comprime, le malade pousse des cris plaintifs.

Les mains sont souvent en mouvement sur le lit où elles semblent chercher un objet imaginaire.

La température est normale : 37°,4.

Traitement : Lavement avec 40 gr. de sulfate de soude. Six sinapismes sur les membres inférieurs.

4 janvier. Même état d'hébétude, d'inconscience. Le malade, pressé de questions, répond, mais vaguement, à quelques-unes. Il a déliré toute la nuit, mais sans agitation.

Pupilles également dilatées. L'hyperesthésie musculaire persiste ainsi que l'hyperesthésie cutanée. Légère diminution de la sensibilité à la douleur dans tout le côté gauche.

Le pouls est régulier à 68°. La temp. 37°,2.

Traitement : 6 ventouses scarifiées à la nuque.

Soir : Même état. Constipation. P. 76°, T. 37°,4.

Prescription de 2 verres de Sedlitz pour le lendemain.

5 janvier. Le malade semble d'abord mieux répondre aux questions, mais il ne tarde pas à divaguer. Hyperesthésie musculaire persistante. Somnolence. Selles involontaires. Raies méningitiques. Pupilles normales. Pas de vomissements.

P. régulier, 88°. T. 39°.

Soir : même état. P. 100°. T. 39°.

6 janvier. Le malade répond à quelques questions, se plaint de céphalalgie, puis se contredit dans ses réponses. Obtusion cérébrale. Subdélire. Les pupilles sont inégales; la gauche est moins dilatée que la droite. Pas de strabisme.

Le pouls est fréquent, régulier, à 120. Le temp. 38°,4.

Soir. Même état. Fièvre intense. P. 144. T. 38°, 8.

Traitement. Vésicatoire à la nuque. Calomel.

7 Janvier. Le pouls est petit, régulier à 116. T. 37°,8. — Le malade est couché sur le côté gauche, la tête inclinée sur l'épaule gauche ; les yeux sont légèrement excavés, les joues colorées; les pupilles dilatées, la droite d'une façon plus marquée que la gauche. Le malade se plaint d'une céphalalgie frontale. La langue est humide, saburrale, rose à la pointe et sur les bords. Pas de vomissements. Selles et mictions involontaires. Abdomen de plus en plus aplati. excavé. Absence de taches rosées. Hyperesthésie musculaire très marquée. Pas de matité splénique.

Poitrine. Sonore en avant. Rien d'appréciable à l'auscultation. En arrière, respiration affaiblie aux sommets, mais sans souffle et sans râles.

Cœur. Normal.

Soir. P. 92. T. 38°,4.

8 Janvier. P. 72. T. 38°,4.

Face congestionnée. Obtusion cérébrale persistante. Ventre en bateau. Hyperesthésie cutanée et musculaire. Raies méningitiques. Pupilles inégales. Langue sèche. Selles et mictions involontaires. Urines contenant de l'albumine.

Traitement. Eau-de-vie allemande 15 gr.

10 Janvier. Paralysie faciale du côté droit. La narine droite est affaissée, La commissure labiale gauche est notablement déviée. surtout lorsque le malade pousse des cris, ce qui a lieu toutes les fois qu'on le touche ; l'occlusion des paupières de ce même côté droit est impossible. Dilatation de la pupille droite. Hyperesthésie. Raies méningitiques

Rétention d'urine. La vessie apparaît sous une forme globulaire au niveau de la région hypogastrique. L'urine contient une notable quantité d'albumine.

Le pouls est régulier à 124. La T. 38°,6.

Soir. P. à 120. T. 38°,8.

11 Janvier. Délire. Agitation. Verbiage continuel. Paroles rapidement prononcées, incohérentes. Rétention d'urine.

P. régulier à 140. T. 38°.6.

Soir. Refroidissement des extrémités. Sueurs abondantes. Hoquet. Strabisme convergent de l'œil gauche.

Rétention d'urine. Le cathétérisme fait découvrir deux rétrécissements ; une petite sonde en gomme est laissée en place durant deux heures environ (trois urinoirs).

Le pouls régulier, moins fréquent à 80. T. 38°.

12 *Janvier*. Délire persistant; paroles incohérentes. Agitation moins marquée. Paralysie faciale supérieure et inférieure bien manifeste à droite lorsque le malade crie. Disparition du strabisme. Dilatation excessive des deux pupilles. Hyperesthésie Raies méningitiques à durée prolongée. Pas de paralysie des membres. Rétention d'urine et constipation.

Le pouls est régulier, faible à 80.

Traitement. Iodure de potassium, 2 gr.

A midi. Pouls très irrégulier, filiforme. Refroidissement des extrémités. Sueurs abondantes à la face. Le malade a un vomissement noir marc de café Râle trachéal. T. 39°,

A 1 h., mort sans convulsions.

Autopsie, 48 h. après la mort.— *Encéphale.* Les méninges sont très congéstionnées. Vu par sa base, le cervau présente, au niveau du chiasma des nerfs optiques, de la face antérieure du bulbe et de la partie la plus postérieure de la face inférieure des lobes frontaux, au niveau de la scissure antérieure, un exsudat fibrino-purulent gris-jaunâtre. Cet exsudat se prolonge jusqu'à la naissance de la scissure de Sylvius des deux côtés. Sur les parties latérales de la protubérance, cet exsudat fibrineux contient dans ses mailles de la sérosité. Sur la face inférieure du lobe frontal droit, on trouve, au niveau du sillon qui sépare la première circonvolution de la deuxième, trois points blancs nacrés, ayant la dimension d'une tête d'épingle (granulations tuberculeuses). Rien d'appréciable sur la face inférieure du lobe frontal gauche, ni sur la face inférieure des lobes sphéno-occipitaux. Dans la scissure de Sylvius du côté droit, l'artère sylvienne est parsemée de points blancs jaunâtres qui peuvent aussi bien être dus à des granulations tuberculeuses qu'à des exsudats fibrineux. Dans la scissure de Sylvius gauche, même exsudat fibrino-purulent, masquant l'artère sylvienne à la façon d'un pont. Au niveau de la scissure parallèle, les divisions de la sylvienne sont parsemées de trainées grisâtres. Sur la face externe de l'hémisphère droit, on voit çà et là entre les circonvolutions, sur le trajet des vaisseaux, des trainées et des points également blancs, grisâtres. Au confluent d'un certain nombre de circonvolutions, il existe un peu d'œdème sous-arachnoïdien. De chaque côté de la scissure interhémisphérique, on ne trouve pas d'exsudat ni de granulations manifestement appréciables.

Cavité abdominale. Les circonvolutions intestinales sont parsemées d'arborisations. Pas d'inflammation du péritoine.

Cavité thoracique. Adhérences pleurales complètes à gauche et à droite au niveau du sommet et de la base sur la face postérieure.

Poumon droit. A la coupe, on trouve au sommet un semis de granulations grises Tout à fait au sommet, cavernule remplie de muco-pus et consistance caséeuse. Le lobe inférieur est congestionné et présente quelques granulations.

Poumon gauche. A la coupe, le lobe supérieur est parsemé de granulations grises. Tout à fait au sommet, l'on voit une caverne pouvant contenir une petite noisette et remplie d'un liquide sanieux couleur chocolat. Congestion du lobe inférieur.

Cœur. Normal.

Foie, rate. Normaux.

Rein gauche. Pâle, décoloré. Poids, 145 gr.

Rein droit. Egalement décoloré. Au niveau d'un des calices, on trouve une dilatation manifeste et un contenu jaunâtre rappelant l'aspect de la graisse, adhérent aux parois de la cavité ; le grattage avec le couteau permet d'en extraire un liquide sanio-purulent. Poids, 150 gr.

Rien du côté du testicule ni de l'épididyme.

OBSERVATION XVI. — INÉDITE

Communiquée par M. JOSIAS.

Méningite tuberculeuse.
Début apparent par aphasie incomplète, fièvre et parésie du bras droit chez un homme qui ne paraît pas tuberculeux. Ni vomissements, ni irrégularité, ni ralentissement du pouls. Constipation, rétraction du ventre, hyperesthésie musculaire, raie méningitique. Inégalité intermittente des pupilles. Torpeur et troubles cérébraux sans agitation. L'aphasie se complète. La parésie du bras droit alterne avec la contracture. Attaque épileptiforme. Collapsus.
Prédominance des lésions au niveau de la circonvolution de Broca et de la partie supérieure des zones fronto-pariétales.

Le nommé Laforie Sylvain, fumiste, âgé de 34 ans, entre le 9 mai 1882 à la Charité, dans le service de M. le professeur HARDY.

Ce malade ne peut fournir aucun renseignement précis sur ses commémoratifs. Il paraît que hier il a gardé le lit avec de la fievre et des troubles de langage.

Aujourd'hui, 9 mai, nous le trouvons dans l'état suivant ; Facies égaré, pupilles normales fièvre intense. P. 100. T. 40. Parésie du membre supérieur droit. Le membre inférieur correspondant est sain. Il n'existe nulle part de troubles sensitifs. La langue n'est pas déviée ; elle est humide, saburrale. Le malade répond bien aux questions qu'on lui pose, mais brièvement, et ne tarde pas à s'arrêter. Il cherche ses mots sans les trouver et s'en impatiente. Il lit fort bien son journal.

Pas de cécité verbale. Le malade ne sait pas écrire. Tremblement vertical des mains très accusé. (Pituites antérieures, excès alcooliques.) Pas de vomissements. Pas de délire. Pas d'agitation. Constipation.

Lavement avec 40 gr. de sulfate de soude.

10 *mai, matin*. État de collapsus d'où il est difficile de tirer le malade. Aphasie complète. Paralysie faciale droite (??). Parésie d u membre thoracique droit avec contracture légère. Pupilles également dilatées. Langue rosée, humide, non déviée. Pas de tremblement de la langue, ni des lèvres. Raideur du cou (?). Dysphagie. Constipation. Oppression. Rien dans les poumons. Battements du cœur normaux, précipités. Pouls fréquent : 96. Fièvre intense. Réflexes plantaires conservés. Pas d'analgésie. Il semble qu'il existe un léger retard de la sensibilité à la douleur sur le membre thoracique droit.

Quatre ventouses scarifiées sur la région de la nuque. Calomel.

Soir. Assoupissement ; pas de délire bruyant. Le malade s'est levé machinalement pour aller uriner dans l'urinoir de son voisin ; puis, s'est couché tranquillement. Fièvre intense. P. 100. T. 40. R. 36. Aphasie complète. Contracture légère du membre thoracique droit sans analgésie. La pupille droite est plus dilatée que la gauche. Raideur moindre de la nuque. On n'a pu faire prendre au malade ni son calomel, ni de la nourriture.

Lavement avec 40 gr. de sulfate de soude.

11 *mai*. Stertor. Collapsus. Pupilles également dilatées, se contractant sous l'influence de la lumière. Aphasie. Contracture légère du membre thoracique droit. Le malade est couché en zigzag. Hyperesthésie musculaire légère. Fièvre moins intense. Pendant qu'on l'examine, le malade semble sortir de sa torpeur, ce qui permet une fois de plus de constater son aphasie.

Soir. Pouls fréquent : 108, régulier, assez souple. Pas de contracture du membre thoracique droit. Deux épistaxis légères. Les pupilles sont inégalement dilatées. La gauche plus dilatée. Facies égaré ; réponses incompréhensibles ; aphasie persistante. Il est couché en zigzag. Hyperesthésie musculaire dans les mollets principalement. Ventre plat, déprimé. Taches méningitiques très nettes. Battements du cœur tumultueux.

Pointes de feu à la nuque.

12 *mai*. A midi, le malade a eu une attaque épileptiforme caractérisée par un cri initial, des convulsions, de l'écume à la bouche et une respiration stertoreuse. T. 39,2. P. 128. Monoplégie brachiale droite. Paralysie faciale droite légère. Respiration stertoreuse. Pas de paralysie du membre inférieur droit. Réflexes plantaires conservés. Anesthésie et analgésie du membre supérieur droit. Pupilles dilatées, surtout la gauche. Pas de dysphagie, ni de vomissements. Aphasie persistante. Battements du cœur fréquents, sans souffle.

Pointes de feu à la nuque. Vésicatoires sur les cuisses.

13 *mai*. Storpeur. Pas de paralysie du membre **thoracique** droit. Le bras soulevé ne retombe pas inerte. Pupilles dilatées. Aphasie.

14 *mai*. Le malade s'est levé plusieurs fois dans la nuit. Dilatation des pupilles. Pas de paralysie. Aphasie persistante. Langue sèche, fuligineuse.

Soir. Pas de délire de parole. Collapsus. Respiration stertoreuse. Le malade regarde ses mains tremblantes, dont les doigts semblent désigner un objet imaginaire; il ramène continuellemement les doigts sur sa poitrine. R. 40. P. 168. T. 39,6. Inspiration bruyante ; expiration sifflante. Pupilles également dilatées. Bras droit en contracture ne retombant pas inerte sur le lit. Analgésie. Diminution de la sensibilité à la douleur dans les autres points du corps. Rien en avant de la poitrine. En arrière, râles sibilants et muqueux. Ventre aplati. Rétention d'urine (cathétérisme, 750 gr. environ). L'urine a une réaction acide, d'une densité = 1022. Pas d'albumine.

15 *mai*. Pupilles également dilatées. Sueurs sur la figure qui est légèrement cyanosée. Respiration bruyante. Mouvements alternatifs des ailes du nez. R. 64. P. 120. T. 40,6. Contracture du membre thoracique droit. Carphologie.

Soir. Pas de phénomènes particuliers jusqu'au moment de la mort qui survient à 4 h. 1/2. Un quart d'heure avant la mort, la température = 42°,5.

Autopsie, faite le 17 mai.—*Encéphale :* Rien de particulier sur la dure-mère. Celle-ci étant incisée, on voit l'hémisphere gauche parsemé de plaques grises, surtout au niveau **du** tiers moyen ou pariétal. Ces plaques grisâtres ne se trouvent pas sur l'hémisphere du côté opposé. En même temps, les vaisseaux sont très congestionnés.

Hémisphère gauche : Les plaques grisâtres, fibrino-purulentes occupent principalement la partie postérieure de la 1e et de la 2e frontales, le tiers supérieur de la frontale ascendante, la moitié supérieure de la pariétale ascendante, le tiers moyen du sillon de Rolando, la circonvolution pariétale inférieure. Sur la 3° frontale, à la partie postérieure, existent de nombreux points exsudatifs, fibrineux, grisâtres. Sur la sylvienne, nombreux points gris, blanchâtres. Çà et là, suivant toujours le trajet des vaisseaux, des îlots grisâtres et des points blancs. Aucune adhérence entre la dure-mère et l'arachnoïde. Dans le sillon qui sépare la 2e et la 3e frontales existe , dans le tiers postérieur, une masse gélatiniforme, assez consistante, paraissant infiltrée de granulations tuberculeuses.

Hémisphère droit : Quelques îlots blanchâtres, gros comme une tête d'épingle, disséminés.

A la base, le cerveau présente, le long des artères sylviennes, quelques points d'un exsudat gris-verdâtre. Le tissu cellulaire sous-arachnoïdien est notablement distendu par une sérosité externe, principalement au voisinage de la protubérance et du bulbe.

A la partie postérieure du lobe médian du cervelet, dans la grande échancrure postérieure de cet organe, la pie-mère présente un aspect trouble, dû à un exsudat fibrino-purulent. L'arrachement de cet exsudat montre qu'il existe une adhérence à ce niveau entre le cerveau et la pie-mère.

Poumons : Les poumons, le droit surtout, sont pavés de tubercules gris-jaunâtres.

Les autres organes sont sains.

OBSERVATION XIV. — INÉDITE.

(Communiquée par M. CHAUFFARD.)

Méningite tuberculeuse. — Ni fièvre, ni vomissements, ni lenteur du pouls, ni convulsions. — Epistaxis et diarrhée. Tubercules pulmonaires au nombre de 2 ou 3 anciens et crétacés — Tuberculose cervicale ganglionnaire succédant à un traumatisme. — Deux mois après l'infection gagne les méninges.

R. Simon, âgé de 22 ans, entre le 21 mars 1883 au n° 29 de la salle St-Gérome, dans le service du professeur JACCOUD.

Antécédents : Le père du malade est mort phtisique ; luimême ne présente pas d'antécédent pathologique notable, mais il est garçon marchand de vin et boit beaucoup.

Deux mois avant le début des accidents actuels, il aurait reçu sur le côté droit du cou un coup de bâton assez violent, et c'est depuis que se serait montré au même point une adénopathie cervicale très prononcée d'abord et traitée par l'application d'une pommade iodurée, en voie de résolution depuis quelque temps

Actuellement, Simon a été pris depuis 5 jours de diarrhée, de céphalie, d'épistaxis répétées, de délire.

La face est pâle et hébétée, les yeux vagues et sans expression, ou bien le malade reste immobile et silencieux, ou il prononce des phrases inintelligibles ; interrogé, il répond mal ou même divague complètement.

Le ventre est plat, indolent ; il existe de la diarrhée.

Pas de fièvre, pas de congestion broncho-pulmonaire, ni d'albuminurie.

22 *mars.* Le malade a été agité pendant la nuit ; il a voulu se lever, s'échapper et on a été obligé de lui mettre la camisole. Le matin, il est tranquille, et de nouveau muet ou demidélirant.

Du côté droit du cou, depuis la clavicule jusqu'à l'apophyse mastoïde, on constate une adénopathie très notable : tous les ganglions sont tuméfiés et forment une longue chaîne bosselée, indolente, roulant sous le doigi, sans chaleur ni rougeur de la peau, ni empâtement périphérique.

23 mars. Même apyrexie (37-37°,4), et cependant l'état général est encore plus grave. Au délire sont venus s'ajouter des mouvements très curieux de crocydinie ; le malade semble tantôt vouloir attraper au vol une mouche qui passe, ou tirer un long fil, ou ramasser un brin de duvet sur son lit.

La diarrhée persiste, sans vomissements. Les pupilles sont égales et moyennes ; le pouls un peu irrégulier à 80 ; pas de mouvements convulsifs, ni de strabisme.

25 mars. Le malade tombe dans un demi-coma et succombe le 26 mars.

AUTOPSIE. — Le *cerveau* présente toutes les lésions d'une méningo-encéphalite tuberculeuse Exsudat verdâtre, gélatineux, fibrino-purulent au niveau du chiasma des nerfs optiques, à l'origine des scissures de Sylvius, et le long des artères sylviennes, au *vermis superior* du cervelet. Les méninges sont épaissies, opalines, adhérentes à l'écorce cérébrale et l'on distingue autour des vaisseaux quelques granulations tuberculeuses disséminées.

Au niveau de l'extrémité antérieure de la pointe du lobe sphénoïdal gauche, existe un foyer, gros comme une noisette, d'encéphalite. A ce niveau, les substances grise et blanche du cerveau sont ramollies, confondues en un tissu gris-rosé, friable, et parcourues par de nombreux vaisseaux d'un rouge vif.

Les *poumons* ne présentent à noter que deux ou trois petites masses nodulaires, crétacées, perdues et enkystées dans un parenchyme sain.

Rien à signaler dans les autres organes.

Toute la chaîne ganglionnaire située au-dessous du sterno-mastoïdien droit est profondément altérée. Chaque ganglion est gros comme une noisette ou une noix, facilement isolable, dur et roulant sous le doigt. A la coupe, on trouve un tissu exsangue, miroitant et rappelant exactement l'aspect de la pomme de terre ou plutôt de la pulpe du marron d'Inde.

OBSERVATION XV. — INÉDITE.

(Communiquée par M. RIGAL.)

Méningite tuberculeuse primitive.
La céphalalgie a débuté quatre mois avant les accidents
graves à la suite d'un traumatisme sur la tête.

Le nommé X... entre le 29 novembre 1882 à l'hôpital Necker, service de M. RIGAL.

Il est dans un tel état d'agitation qu'il est impossible de l'interroger. Il se plaint constamment de la tête en poussant des gémissements plaintifs ; par moments, le subdélirium fait place à un état légèrement comateux. Le malade est couché

sur le côté, les membres inférieurs fléchis et ramenés sous lui ;
la face est rouge, les pupilles dilatées et égales. Légère contracture de la mâchoire inférieure. — La température = 37°.
Pouls petit, régulier à 70.

30 *novembre*. Rétention d'urine qui nécessite le cathétérisme,
mais agitation moins marquée. Le malade se plaint toujours
de la tête, et les douleurs sont si intenses qu'elles arrachent
des cris plaintifs et prolongés. Il raconte cependant que, ayant
fait, il y a quatre mois, une chute grave sur la tête, il souffre
presque continuellement depuis de céphalalgie. Ces douleurs
de tête sont allées en augmentant et depuis sont devenues
intolérables. — Jamais d'hémoptysies. — On ne peut obtenir
d'autres renseignements.

Un peu moins d'agitation que la veille. Pouls régulier, large,
bien frappé, fréquent, à 110. Temp. = 36°. — Ventre aplati,
vomissements presque continuels. — Urines légèrement albumineuses. Rien au cœur, ni aux poumons.

On porte le diagnostic de méningite, de nature probablement tuberculeuse, tout en faisant des réserves, en raison du
traumatisme qui a amené une légère dépression sur la table externe du frontal.

Traitement : Purgatifs. Glace sur la tête et vésicatoire à la
nuque. Potion : bromure de sodium et ammonium.

1er *décembre*. Même état avec dépression qui s'accentue de
plus en plus. Ventre aplati en bateau. Pouls régulier, 96.
Temp. = 38°,4. Raies méningitiques. — Obnubilation intellectuelle très marquée. Cependant, en pressant le malade de
questions brèves et nettes, on peut encore obtenir quelques
courtes réponses, oui, non, indiquant que l'intelligence est
conservée, quoique très engourdie.

2 *décembre*. La dépression s'accentue encore davantage. —
Temp. 39. Pouls régulier à 90. — Pupilles égales et légèrement
dilatées. Respiration fréquente et suspirieuse. — Le malade
ne répond plus aux questions, mais il est encore sensible et
exécute de légers mouvements de défense quand on le pince.

3 *décembre*. Le malade meurt dans le coma.

Autopsie.—*Poumons :* Congestion des bases. Pas de tubercules encore, bien qu'on les recherche attentivement.

Cerveau : Méninges très congestionnées. Tout d'abord, on ne
trouve pas de granulations, mais un examen plus minutieux
et plus attentif fait découvrir par transparence de très fines
granulations de chaque côté des lobes sphénoïdaux, sur le trajet
des sylviennes. Les lobes sphénoïdaux présentent un léger
degré de ramollissement des circonvolutions au niveau de la
partie la plus antérieure des deux premières circonvolutions
temporales. Pas d'adhérence des méninges à la surface convexe du cerveau. Notable quantité d'hydrocéphalie.

Les granulations étaient d'une finesse extrême, grosses
comme de très petites têtes d'épingles, grisâtres et placées le
-ong des vaisseaux ; elles résistaient à la pression, ne se désa-

grégeaient en aucune façon sous l'action d'un filet d'eau, et se voyaient surtout en plaçant les méninges sous l'eau ou en les regardant par transparence.

Sur la surface convexe des hémisphères, on voyait sur trois ou quatre points un léger exsudat fibrineux le long des vaisseaux.

Pas d'autres lésions cérébrales.

OBSERVATION XVI. — INÉDITE.

(Communiquée par M. GIRAUDEAU).

Méningite tuberculeuse et fibreuse.—Néphrite tuberculeuse. Céphalalgie et vomissements quotidiens depuis trois mois. —Amaigrissement. — Albuminurie. — Température fébrile. — Hoquet pendant trois jours. — Constipation. — Ventre en bateau. — Pouls fréquent et régulier. — La somnolence arrive sans avoir été précédée de délire. — Coma. — Secousses convulsives et mort.

F..., Marguerite, âgée de 35 ans, entre dans le service de M. HALLOPEAU, à l'hôpital Saint-Antoine, le 4 juin 1883. — Mère morte à 75 ans. — Père mort à la suite d'un accident. — Un enfant à 16 ans. — Pas de maladies antérieures. — Quelques excès alcooliques. — A fait 4 mois de prison. Au sortir de prison (il y a trois mois), céphalalgie persistante. Depuis deux mois, vomissements quotidiens, alimentaires, faciles. Céphalalgie persistante. Amaigrissement.

État actuel. Amaigrissement prononcé, un peu de fièvre, 39,2; vomissements bilieux, deux ou trois dans les vingt-quatre heures, sans efforts, peu abondants. Céphalalgie frontale. Constipation. Inappétence.

Rien d'appréciable à l'auscultation du cœur et des poumons. Pouls 90, petit, régulier. Urines rares, 600 gr. en 24 heures. Assez fortement albumineuses.

Régime lacté.

5 *juin.* Même état. M. 38,6; soir 39,2.

6 *juin.* Vomissements et céphalalgie persistent. Urines toujours albumineuses. M. 38,2; soir 38,4.

7 *juin.* Constipation opiniâtre. Hoquet. M. 38,4; soir 38,6.

8 *juin.* La céphalalgie violente persiste toujours. Le hoquet est continuel; les pupilles égales et contractées. Les réponses sont lentes. M. 38,6; soir 38,2.

9 *juin.* Somnolence qui va s'accentuant de plus en plus. Hoquet persiste. M. 38,8; soir 39.

10 *juin.* Coma complet. Pupille gauche plus dilatée que la droite. Nystagmus horizontal. Pas d'anesthésie. Ventre en bateau. *Respiration irrégulière.* Le hoquet a disparu. Urines toujours albumineuses. M. 38,6; soir 38,4. *Pouls régulier, 100.*

11 *juin*. Parésie de tout le côté gauche. Mouvements désordonnés de tout le côté droit. Secousses convulsives dans les muscles de la face du même côté. Nystagmus horizontal. Chute de la paupière droite incomplète. Pas d'anesthésie. Rétention d'urine. Ventre en bateau. M. 38 ; soir 38,2.

12 *juin*. Mort à 8 heures.

AUTOPSIE. — Dure-mère saine.

Pie-mère injectée. A la base, épaississement notable. Teinte *opalescente* au niveau du chiasma, de la protubérance et du bulbe. Filaments fibreux assez résistants au niveau de ce dernier. Teinte rosée du bulbe, légères taches ecchymotiques sous l'épendyme du plancher du quatrième ventricule.

Pas de tubercules appréciables au niveau de la base sur les parties latérales des hémisphères, assez nombreux tubercules résistants, comme fibreux, du volume d'une tête d'épingle. Au niveau des circonvolutions temporales droites et gauches, quelques tubercules, trois ou quatre plus volumineux, faisant saillie à la face interne de la pie-mère et laissant leur empreinte dans la substance cérébrale lorsqu'on enlève les méninges.

Hémisphères cérébraux un peu ramollis, ainsi que le corps calleux et le cervelet.

Nulle part de pus dans les méninges. Liquide céphalo-rachidien un peu augmenté de quantité.

Poumons. Tubercules crétacés aux deux sommets. Congestion dans le reste de l'étendue.

Cœur sain.

Reins contenant des masses caséeuses.

Rien dans les autres organes.

OBSERVATION XVII. — RÉSUMÉE.

M. RIGAL. In *Bullet. Soc. Hôpitaux*, (1879).

Méningite tuberculeuse dans un cas d'albuminurie simulant des accidents urémiques.

Une femme de 21 ans, vigoureuse, sans antécédents héréditaires pouvant faire soupçonner la tuberculose, entre à l'hôpital trois mois après un avortement. Elle se plaint de céphalalgie, de perte d'appétit, de faiblesse générale. A ces phénomènes morbides, très peu accusés du reste, s'ajoutent de l'insomnie, de la soif, une diarrhée légère sans ballonnement ni douleur de ventre. L'apyrexie est complète ; l'examen des poumons et du cœur ne fournissent aucun résultat. L'utérus est douloureux au toucher. Leucorrhée et douleurs brûlantes dans le vagin. Desquamation furfuracée sur toute l'étendue de la peau ; urines albumineuses.

La malade racontait que trois semaines auparavant, elle

avait eu une maladie aiguë, fébrile, avec mal de gorge. Diagnostic : néphrite scarlatineuse et albuminerie ; les légers troubles cérébraux sont mis sur le compte de l'urémie. Pendant les jours qui suivent, tous les symptômes subséquents semblent venir confirmer ce diagnostic ; l'albuminurie augmente de manière à donner 3 gr. 75 d'albumine par litre ; il survient des douleurs rénales intenses, les urines prennent une couleur bouillon et il s'établit un mouvement fébrile qui se caractérise par une température de 39.4.

La fièvre dure pendant 2 jours, la température devient ensuite normale 37°, mais au même moment éclatent des accidents cérébraux caractérisés par une première période de délire bruyant, avec agitation, qui ne dure que quelques heures et par une seconde période de dépression constituée d'abord par de l'abattement, de la torpeur, du mutisme, puis par un coma de plus en plus prononcé, pendant lequel on voit survenir une légère raideur des membres qui n'est du reste que passagère, de la douleur pendant les mouvements que l'on imprime aux membres inférieurs, de la rétention d'urine et, peut-être, un certain degré de paralysie du releveur de la paupière à droite. Pendant cette période comateuse la température oscille entre 38 et 37. ; au moment de l'agonie, la respiration devient un peu fréquente et on constate les signes d'une congestion de la base du poumon droit ; râles sous-crépitants et submatité. Mort dans le coma 7 jours après l'entrée à l'hôpital.

AUTOPSIE.— Granulations miliaires dans le poumon, la plèvre, le voile du palais, le péritoire, l'utérus, le vagin.

Dans les méninges, nombreux tubercules miliaires particulièrement au niveau de la base du cerveau et de la scissure de Sylvius. Epaississements gélatineux infiltrés de liquide. Amas de grauulations confluentes et jaunes formant une masse dans la partie postérieure de la 2ᵉ frontale.

OSERVATION XVIII. — INÉDITE.

Communiquée par notre maître M. RIGAL.

Méningite tuberculeuse probable à forme insolite.

Cette observation est extrêmement intéressante, quoiqu'il lui manque le contrôle de l'autopsie. Cependant, en tenant compte des principaux phénomènes, la durée des accidents (20 jours) ; la céphalalgie ; le délire, (mélange d'agitation et de mélancolie) ; les symptômes bulbaires (fréquence et irrégularité du pouls, accès de dyspnée, paralysie du pharynx, nous croyons avec MM. Rigal, Lasègue et Gubler qu'il s'est agi ici d'une méningite probablement tuberculeuse.

Nous transcrivons cette observation prise au jour le jour et sans parti pris, en n'ayant garde d'y changer un mot, parce que les réflexions qui accompagnent les examens du médecin donnent à cette relation un charme et un intérêt particuliers.

Le 12 décembre 1877, j'ai été appelé chez Mme F...

Je connais cette dame depuis 4 ans et lui ai donné des soins à diverses reprises pour une dyspepsie avec gastralgie et pour des souffrances utérines que j'ai considérées comme de l'hystéralgie, avec peut-être quelques poussées congestives.

Cette femme, âgée de 46 ans, est encore régulièrement menstruée, cependant je crois me rappeler qu'elle m'a dit avoir eu de temps en temps des retards de quelques jours. Elle est très nerveuse, facile à impressionner et à irriter ; elle est très active, très remuante et se donne beaucoup de mal pour mener sa maison et élever ses enfants. Elle est fiévreuse, agitée dans tout ce qu'elle fait. Bonne santé habituelle. Elle a eu 6 à 7 enfants. Pas de maladie antérieure de quelque importance. Pas d'hérédité nerveuse.

J'ai examiné l'utérus, il y a dix-huit mois, je l'ai trouvé abaissé, un peu gros, comme un utérus qui a subi un certain degré d'arrêt dans son évolution. L'utérus, la région périutérine et les ovaires étaient alors le siège d'une sensibilité assez vive à la pression, mais on n'y découvrait aucune trace d'inflammation, aucune tumeur.

La maladie actuelle a débuté le dimanche 10 décembre, par un temps froid, humide et variable. Après avoir fait diverses courses, Mme F... rentra chez elle et se plaignit bientôt de malaises, de frissonnements et de mal de tête ; elle se mit au lit et, cet état persistant, on me fit prévenir deux jours après.

Il existe, aujourd'hui, un mouvement fébrile bien net ; la peau est chaude et moite ; le pouls est à 108, assez ample. Face colorée. Céphalalgie occupant tout le crâne, mais plus forte au niveau du susciput ; un peu de sensibilité à la pression au niveau de cette région ; partout ailleurs, la pression est à peine douloureuse ; au niveau de l'émergence des nerfs sousoccipitaux, la pression est un peu plus pénible qu'au niveau des autres points d'émergence. Légère sensation douloureuse dans la gorge un peu de difficulté pour avaler ; rien à l'inspection de la gorge. Anorexie complète. Langue un peu blanche. Ventre un peu météorisé et sensible au niveau de l'épigastre. Pas de sensibilité ovarienne ou utérine. Insomnie complète. Intelligence très nette,

La malade me raconte que dans ces deux derniers jours elle a eu à plusieurs reprises de petits frissons suivis de chaleur et de sueur. En présence de ces caractères un peu rémittents de la fièvre, de l'anorexie, de l'intensité de la céphalalgie, je pensais à un embarras gastrique et je prescrivis un vomitif pour le lendemain.

13 *décembre*. La malade prend le vomitif ; elle a des efforts répétés de vomissements, elle vomit quelques mucosités et un peu de bile, mais n'est pas soulagée.

14 *décembre*. Je revois la malade et je trouve que la situa-

tion n'a pas changé. La malade se plaint beaucoup de la céphalalgie et de l'insomnie ; elle dit avoir encore eu plusieurs frissons

L'examen le plus attentif de tous les organes ne me fait rien découvrir. L'insuccès du vomitif, la persistance de la fièvre, sous forme rémittente, l'opiniâtreté et la diffusion de la céphalalgie, des poussées de sueurs assez fréquentes me portent à penser que je pourrais bien me trouver en présence d'une grippe anormale.

Je prescris 0°,70 de quinine.

15 *décembre :* la céphalalgie est moindre, le pouls est tombé à 92° ; la malade a eu moins d'agitation et d'insomnie ; elle se trouve mieux. Le sulfate de quinine a déterminé à peine quelques bourdonnements La malade a pu prendre quelques cuillérées de potage. Continuation de la quinine.

Le soir, chloral 1 gr.

16 *décembre.* Mauvaise nuit, agitation ; le soulagement de la veille ne s'est pas maintenu ; mêmes plaintes au sujet de la céphalalgie et de l'insomnie. En précisant ce qu'il en est de la céphalalgie, je remarque que la douleur s'est localisée au niveau de la région sincipitale, dans un espace de 7 à 8 centim. La douleur a pris les caractères d'une brûlure que la malade compare à la brûlure des sinapismes qu'on lui a mis la veille. La pression est à peine douloureuse, sauf au sommet du crâne dans un point très limité ; il y a là une sorte de clou hystérique.

La malade a devant moi des pandiculations, des bâillements répétés ; elle est agacée, découragée ; elle se plaint beaucoup de l'insomnie et de l'agitation des nuits.

L'alimentation est toujours insignifiante. Le chloral a fait dormir pendant 20 minutes.

Pour la première fois surgit dans mon esprit l'idée d'une fièvre hystérique. Je suis conduis à ce diagnostic par le siège et les caractères singuliers de la céphalalgie, l'existence du clou hystérique et la survenance de tous les phénomènes nerveux dont j'ai parlé.

Je supprime le sulfate de quinine qui me parait inutile, et je prescris 12 gouttes de teinture d'aconit et 3 gr. de chloral pour le soir.

17 *décembre.* Aucun changement, insomnie, agitation ; le chloral n'a amené qu'un sommeil de 20 minutes La malade trouve que les médicaments la fatiguent. Mêmes bâillements, pandiculations. Alternance de dépression et d'agitation ; tantôt voix mourante et tantôt voix forte.

Je supprime toute médication, et je me borne à faire nourrir la malade autant qu'elle veut avec du lait, des bouillons, des potages

18 *décembre.* Rien de nouveau. La malade a toujours de la fièvre. Je prends une température le matin : 39°,2. L'insom ie étant toujours très pénible, je prescris 15 milligr. de morphine.

19 *décembre*. Aucun résultat, rien de changé. Même douleur brûlante au sinciput. Même agitation nerveuse. Même insomnie, P. à 104°. T. 38°,4. Je supprime toute médication. La malade se plaint de ne pouvoir avaler et d'avoir une sensation de constriction qui l'étouffe. C'est un serrement, ce n'est pas une boule.

20 *décembre*. A 5 heures du matin : on vient me chercher en toute hâte. La malade se mourait, disait-on. J'accours et je trouve que la malade recevait les derniers sacrements.

On me raconte que la veille au soir, la malade a pris un lavement qui lui a barbouillé (sic) le ventre. La nuit s'est engagée dans les mêmes conditions de malaise, d'insomnie, de constriction à la gorge. Vers quatre heures du matin, la malade a senti le ventre gonfler et s'est sentie étouffer; elle avait des sueurs, les mains froides. Elle a eu le sentiment qu'elle allait mourir et a fait appeler un prêtre en toute hâte.

Arrivé près de la malade, j'ai constaté que la respiration était calme, que le facies était naturel sauf un peu de pâleur, que le pouls était bien frappé à 104°, que les mains étaient un peu froides et moites, que le ventre était légèrement ballonné et que l'examen le plus attentif des différents viscères ne faisait rien découvrir. J'ai conclu qu'il s'était produit probablement une attaque de dyspnée hystérique. J'ai rassuré tout le monde et prescrit une potion avec 2 grammes d'esprit de mindererus et du grog par cuillerée à café tous les quarts d'heure.

Le soir, la malade était revenue dans le même état que la veille. P. 100". T. 38°,4.

21 *décembre*. Rien à noter.

22 *décembre*. Toujours les mêmes phénomènes; de plus, l'intelligence me paraît troublée. La malade se plaint vivement de paquets de nerfs qui se tortillent, se roulent dans son ventre, se gonflent, se serrent, lui donnent comme des coups de griffe (sic). Elle simule avec la main tous les mouvements des paquets de nerfs; elle demande qu'on l'en débarrasse ; elle paraît très découragée. Il y a évidemment un commencement de délire.

23 *Décembre*. Le délire s'est accentué et prend la forme mélancolique ; la malade ne parle plus des paquets de nerfs, mais elle se lamente, se désespère, dit qu'elle va mourir. Elle ressasse toujours le même thème avec un ton égal, un air dégoûté, sans animation, sans expression et sans demander du secours. Pouls à 120, *tantôt rapide et tantôt lent*. T. 38°,2. Même insomnie, même anorexie. La malade ne se plaint pas de la tête, ni de la constriction de la gorge.

Les urines analysées pour la première fois contiennent un léger nuage d'albumine par l'acide et la chaleur; elles donnent un précipité abondant de carbonates et d'urates. Jusqu'à ce jour elles ont été peu abondantes et ont toujours présenté l'aspect d'urines fébriles. Elles réduisent le l'ehling et paraissent contenir du sucre en petite quantité.

Souffle doux à la base du cœur au 1° temps, que j'ai déjà constaté quand le pouls s'accélère. — *Constipation* (magnésie 2 cuillerées à café).

24 *Décembre*. La malade ne se plaint plus ; la scène a changé. La malade fait machinalement tout ce qu'on veut ; boit, mange ; elle demande souvent à manger ; elle se *trouve bien*, n'accuse aucune douleur. Quand on ne l'interroge pas, elle ne dit rien, regarde d'un air indifférent ou paraît plongée dans ses pensées.

Pouls très irrégulier, séries de pulsations rapides et séries de pulsations plus lentes, en moyenne de 120 à 130.

Depuis hier, 5 garde-robes par la magnésie contenant beaucoup de matières fécales.

Rien dans l'attitude de la malade n'annonce un danger, mais dans la crainte que ce délire ne persiste ou qu'il ne survienne quelque chose d'imprévu, je provoque une consultation avec M. Lasègue.

25 *Décembre*. Consultation à 5 h. 1/4. On nous raconte que la malade a dormi environ 2 heures. Elle a déliré toute la nuit parlant toujours de sa fin prochaine, de cercueil, etc. Dans la matinée, elle a eu beaucoup d'agitation pendant 2 à 3 heures ; elle voulait se lever, on a été obligé de la maintenir dans son lit. Elle s'est alimentée convenablement et a pris 5 potages, 1 œuf, du jus de viande et plusieurs tasses de lait et de bouillon.

Nous la trouvons dans l'état suivant : Facies altéré, amaigri, regard indifférent ; elle ne paraît s'occuper de rien autour d'elle ; c'est au point qu'on dirait que la vision est abolie. Elle est affaissée, repose sur le côté droit. Pour l'ausculter, on est obligé de la soulever de force, elle tombe dans les bras comme une masse inerte. Les conjonctives sont injectées, la face moyennement colorée. Quand on l'interroge, elle répond par quelques mots sans suite n'ayant aucun rapport avec la demande ; cependant on la prie de regarder l'heure qu'il est à une montre, elle regarde avec attention et répond sans hésitation 5 h. 40, ce qui était exact. — La peau est chaude ; le pouls bat 128 fois, il est mou, dépressible. Rien aux poumons, au cœur, au ventre ; celui-ci est souple, sans météorisme. Par moment, un peu d'anhélation.

M. Lasègue, considérant la durée et la persistance du mouvement fébrile, l'état du collapsus cérébral, pense que nous devons nous trouver à la période ultime d'une maladie inflammatoire diffuse du cerveau, comme une méningite subaiguë à forme exceptionnelle. Il n'avance cette idée qu'avec précaution, n'ose se prononcer sur la nature de la maladie cérébrale, mais il croit pouvoir affirmer celle-ci, et porte le pronostic le plus grave ; il s'attend à une mort prochaine. Il dit qu'il n'a vu cette forme de délire qui est plutôt une absence de raisonnement qu'un délire et dans lequel il n'y a aucune conception délirante déterminée, il ne l'a vu, dis-je, que dans la période ultime des maladies cérébrales diffuses, principalement dans a paralysie générale, à la période de démence. Cette absence de raisonnement n'appartient, dit-il, qu'aux formes graves des maladies du cerveau.

Les opinions émises par M. Lasègue ne me paraissent ni très claires ni très nettes ; je partage son opinion relativement au pronostic, tout en gardant cependant plus d'espérance. Je ne comprends pas bien cette maladie cérébrale qui, pendant 15 jours, ne s'est caractérisée que par une céphalalgie singulière (à forme de brûlure) sans nausées ni vomissements, sans convulsions, sans paralysie, sans troubles de l'intelligence. Les premiers troubles intellectuels ne sont survenus que depuis 3 jours et encore semblaient-ils consister dans une interprétation bizarre des sensations abdominales (*paquets de nerfs*) plutôt que dans un vrai délire ; sur tous les autres points l'intelligence était très nette.

Je ne sais pas ce qu'il y a dans ce cerveau, mais j'avoue que rien ne m'autorise à admettre une grosse lésion anatomique ; je trouve que la situation est un peu analogue à celle qui existe dans les maladies ataxiques pendant la période de collapsus qui succède à un délire violent (variole, fièvre typhoïde, etc.). Je me demande s'il n'y aurait pas là une sorte de névralgie, de collapsus cérébral sans lésion notable, résultant de l'insomnie, de l'absence d'alimentation et de la fièvre pendant 15 jours sur un sujet un peu surmené et nerveux. Je considère la reprise de l'alimentation depuis hier comme une bonne chose et non comme un phénomène cérébral une sorte de manque de raisonnement, comme le dit M. Lasègue.

Nous prescrivons 6 paquets par jour : calomel 0,05 et oxyde de zinc 0,20 centigr. ; le soir 0,02 centigr. d'extrait de belladone.

25 *Décembre*. A 8 h. du soir, on vient me dire que la malade présente une turgescence avec rougeur de tout le visage ; je fais appliquer un vésicatoire à la nuque et prescris des sinapisations répétées.

26 *Décembre*. Un peu moins d'abattement que la veille ; l'œil est un peu meilleur et la langue est plus humide. Même délire incohérent, alternance de mutisme et d'agitation légère pendant laquelle la malade prononce des mots sans suite. Aucune paralysie. Habituellement, raideur générale, résultat d'une contraction des muscles que la malade effectue sans qu'on sache pourquoi ; elle serre les machoires, étend les bras ou fléchit les doigts avec force et reste dans cet état pendant plusieurs minutes. Elle a une grande tendance à porter tout le corps à droite. Elle tremble légèrement quand elle exécute un mouvement ou tire la langue. Elle garde les attitudes que l'on donne à ses membres pendant quelques secondes, comme dans un état semi-cataleptique. Sensibilité au pincement intacte.

Etat fébrile : *pouls à 120, très régulier*. Poussées à tout instant de sueurs peu abondantes.

La malade urine sous elle. Elle se gratte à chaque instant les lèvres, le nez, la poitrine et la région sacrée et s'écorcherait si on ne la surveillait.

Pas de garde-robe; ventre souple, ni rétracté, ni météorisé.
Rien au cœur ni auxp oumons.

L'alimentation se fait toujours bien.

Les yeux sont toujours injectés ; le regard est indifferent ou hagard.

27 *Décembre*. Même situatiou que la veille en tous points.

28 *Décembre*. Aggravation sensible. Plus d'abattement que les jours précédents où la malade se levait assez souvent sur son séant, prononçait des mots sans suite et cherchait à sortir de son lit. Aujourd'hui, elle est plus prostrée et se remue beaucoup moins.

Même délire. Par moments, les yeux sont grandement ouverts et hagards. Assez souvent, toutes les demi-heures environ, accès de dispnée consistant en 30 à 40 respirations profondes et précipitées après lesquelles la respiration reprend son type normal.

Pouls oscillant entre 130 et 144, à peu près régulier; cependant les pulsations ne sont pas toutes absolument également distantes ni frappées. Peau chaude, un peu moite.

Ventre météorisé d'une manière notable. Râles sous-crépitants volumineux aux deux bases des pommons, indiquant de la congestion hypostatique. Langue un peu sèche, gorge couverte de mucosités comme dans l'angine des typhiques.

Déglutition difficile; la malade ne prend que quelques cuillérées à café de bouillon ou de vin de temps en temps.

M. Gubler est appelé en consultation. Il constate les mêmes phénomènes; deplus, il trouve que le côté gauche du visage se contracte moins bien, et comme la malade se sert plus volontiers de ses membres gauches que de ses membres droits (ce que j'attribue à ce qu'elle est toujours couchée sur le côté droit), il serait disposé à admettre un commencement de *paralysie alterne*. Son diagnostic serait : *méningite avec un foyer plus accentué dans la région bulbaire ;* peut-être y aurait-il dans la protubérance ou le bulbe un petit foyer de ramollissement.

Prescription : glace sur la tête, 6 ventouses sur les épaules ; injection matin et soir de 0,20 centigr. de bromhydrate de quinine.

Le soir, même situation Pouls à 144. La malado avalo encore plus difficilement. La paralysie alterne (??) me paraît encore moins appréciable que ce matin.

En y réflechissant de plus en plus, je pense qu'en effet il faut dire *méningite,* et, étant donnée la durée de cette maladie; son début si insolite, j'avoue que je serais porté à dire *méningite tuberculeuse,* cette maladie affectant les formes les plus diverses.

29 *Décèmbre*. Même état que la veille. Pouls à 144, faible: Respiration fréquente à 40, avec de petits accès de mouve-

ments respiratoires plus fréquents au nombre de 10 à 12 en 7 à 8 secondes. Aucune paralysie plus accentuée. La sensibilité est conservée; la malade sent très bien la piqûre d'une injection sous-cutanée d'éther. Perte de connaissance, regard vague, mutisme ou marmotement de mots sans suite. Carphologie. Ni tremblement ni soubresauts des tendons. Langue assez sèche. Gorge tapissée de mucosités. Angine pultacée de moyenne intensité comme dans la fièvre typhoïde. Ventre météorisé. Incontinence d'urine.

Mort dans la journée.

Mes impressions sont toujours les mêmes. Je crois à une méningite, probablement tuberculeuse, ayant affecté les parties postéro-inférieures des méninges (pas de paralysie, fréquence du pouls et accès de dyspesie, phénomènes bulbaires).

Tout cela a été obscur, et une vérification anatomique eût été bien nécessaire.

OBSERVATION XIX. — PERSONNELLE.

Hydrocéphalie et méningite tuberculeuse ultime chez un tuberculeux.

Tuberculose pulmonaire avancée; pneumothorax. — Pendant quelques jours, changement de caractère, mauvaise humeur, réponses malveillantes. — Vingt-quatre heures avant la mort, agitation, délire et coma. — Ni vomissements, ni lenteur ni irrégularité du pouls.

Le nommé L....., âgé de 36 ans, journalier, entre le 2 avril 1883 à l'hôpital Necker, dans le service de M. RIGAL.

Les antécédents de ce malade sont relativement bons. Toutefois, il buvait beaucoup et était devenu manifestement alcoolique; il est entré une fois à Ste-Anne pour delirium tremens.

Il y a six ans, il a eu à gauche une pleurésie avec grand épanchement. (Une ponction aurait donné issue à environ 2 litres 1/2 de liquide.) — Depuis quelque temps, L... s'est beaucoup affaibli, a maigri, a toussé et craché beaucoup, et, il y a quelques jours, il a ressenti subitement dans le côté gauche de la poitrine une douleur intense qui s'est ensuite accompagnée d'une grande gêne respiratoire.

État actuel (3 avril). Le malade présente une legère excitation cérébrale qui se manifeste par de la rudesse et du mauvais vouloir dans ses réponses. Il a de la fièvre, est oppressé, il tousse continuellement. On constate à gauche les symptômes d'un hydro-pneumothorax (matité, bruit de flot, etc.).

7 avril. Il a été pris, la nuit dernière, d'un délire assez agité; il poussait des cris et a cherché à se lever plusieurs fois.

Ce matin, il est plongé dans un état demi-comateux. La

respiration est courte et précipitée, à 60 par minute; elle est pourtant assez régulière et n'offre pas le type Cheyne-Stokes. Le pouls est rapide, faible et irrégulier à 120. La température = 38°.

On constate une raideur générale des membres, surtout du côté gauche, mais pas de contracture bien franche. La sensibilité paraît aussi un peu obtuse de ce côté. La face est par moment congestionnée; on y voit ausssi une légère hémiplégie gauche; ce côté de la face semble un peu effondré par rapport à l'autre; la commissure labiale est plus abaissée, et l'aile du nez obéit au courant d'air respiratoire. Inégalité des pupilles, la gauche est plus contractée. La tête est plus particulièrement penchée du côté gauche. — Le ventre n'est ni ballonné ni excavé. Tache méningitique très nette. Incontinence d'urine. Pas de garde-robe. Pas de vomissements.

L'urine retirée de la vessie ne contient pas de sucre, mais donne par les reactifs un léger nuage d'albumine.

La mort survient dans la nuit.

Autopsie, 36 h. après la mort. — *Encéphale* : à l'ouverture du crâne, on trouve le cerveau comme bombé, gonflé et tendant la dure-mère. A l'incision de celle-ci, on voit sur la face convexe des hémisphères, au-dessous de l'arachnoïde, une grande quantité de sérosité, surtout du côté droit. A ce niveau, il semble que les circonvolutions sont revêtues d'une couche de liquide un peu louche ayant 2 à 3 mm. d'épaisseur. — Les faces convexes des hémisphères sont bombées, comme si les ventricules contenaient beaucoup de liquide. Les vaisseaux de la pie-mère sont gorgés de sang. A la face inférieure on observe, au niveau du chiasma et tout le long des deux scissures de Sylvius, que la pie-mère est épaissie, gonflée de sérosité infitrée dans ses mailles. Les deux lèvres de la scissure sont assez intimement adhérentes, il faut de petits coups de bistouri pour les séparer. Mais à l'examen le plus attentif, en remuant sous l'eau la pie-mère, on ne reconnaît pas trace, *à l'œil nu*, de granulations tuberculeuses. Il existe bien, disséminés par ci, par là, le long des vaisseaux, de petits points blanchâtres, les uns à peine perceptibles, les autres un peu plus gros, mais il suffit de les toucher à peine ou d'y faire tomber un filet d'eau pour les faire changer de place et disparaître. De même, aussi, la pie-mère qui tapisse le cervelet contient bien aussi quelques points blancs qu'avec un examen attentif on reconnaît être opaques, mais ils disparaissent par le lavage. Tout porte donc à croire jusqu'ici qu'on a affaire à des grumeaux de fibrine. En pratiquant les deux coupes de Flechsig, sans séparer les némisphères, on constate que la substance du centre ovale est assez résistante, qu'elle est piquetée en rouge par la coupe des vaisseaux assez injectés. Les noyaux centraux paraissent absolument intacts, mais il existe une dilatation notable des ventricules latéraux et l'on y constate une quantité de liquide assez considérable. Le trigone et le

septum lucidum sont ramollis. La région du bulbe est particulièrement saine. Aucun exsudat autour des nerfs. Les tissus
sont absolument vides de caillots.

Moelle. A l'incision des méninges spinales, il s'écoule une
notable quantité de sérosité de même coloration que celle qui
baignait l'encéphale. Pas de lésions méningées à l'œil nu.
Les vaisseaux qui descendent verticalement le long des faces
de la moelle sont congestionnés, surtout au niveau de la région lombaire.

Poumons : a. droit. Eruption confluente de petites granulations grises dans tout le lobe supérieur et la partie supérieure du lobe moyen. Dans le lobe moyen, pneumonie tuberculeuse avec quelques granulations.

b. gauche. Ratatiné, induré, réduit à une lame de 2 centi-
metres d'épaisseur, de 20 centimètres de hauteur et de 7 à 8
de profondeur, appliquée contre le médiastin. A la coupe, il
est farci de granulations et par place on observe des travées
fibroïdes de pneumonie chronique. Epanchement très abondant d'air et de liquide louche non purulent dans la plèvre
gauche.

Les autres viscères n'offrent rien de particulier, sinon que
le foie est gras et petit, et que l'intestin grêle porte par endroits de petites éruptions de tubercules affectant la forme
annulaire.

Quelques tubercules du rein.

OBSERVATION XX. — INÉDITE.

Communiquée par M. COMBY.

*Tuberculose méningée chez un phtisique. Début par attaque
epipleptiforme.
Mort dans la journée.*

D..., Ernest, 40 ans, menuisier, présentant les signes d'une
tuberculose pulmonaire avancée, entre à l'hôpital Lariboisière,
le 17 février 1880 (service de M. PROUST).

Depuis le 7 janvier dernier, cet homme présente des symptômes de sciatique à droite; les douleurs sont très vives et
n'offrent que des rémissions passagères, sous l'influence des
narcotiques. Nous essayons le traitement par les aimants;
nous maintenons deux gros aimants dans son lit, en regard du
membre droit, pendant plusieurs jours et nous obtenons un
soulagement très notable.

L'amélioration se continuait lorsque le malade est pris tout
à coup, le 14 avril, d'un accès d'étouffement avec résolution
générale, respiration stertoreuse, écume à la bouche. En
l'examinant attentivement, on voit qu'il offre le type de la
respiration Cheyne-Stokes; il est plongé dans le coma, ne

répond à aucune excitation et ne tarde pas à succomber le jour même, sans avoir repris connaissance.

A l'AUTOPSIE, faite le 16 avril, on trouve, outre les lésions pulmonaires, une méningite tuberculeuse, à foyers disséminés, superficiels, sans adhérences notables.

Les granulations tuberculeuses siègent surtout au niveau de la base : mais elles ne sont abondantes en aucun point.

Beaucoup d'hydrocéphalie.

OBSERVATION XXI. — RÉSUMÉE.

(M. HALLOPEAU. In Th. GARDIN, 1873, p. 60).

Tuberculose méningée chez une femme de 74 ans, cachectique et albuminurique. — Mort en 36 heures.

Cachexie tuberculeuse assez avancée. Pas de phénomènes cérébraux apparents.

13 janvier. L'état général s'est aggravé, affaiblissement considérable et altération des traits. L'affaiblissement est allé en augmentant toute la journée d'hier et cette nuit. La surveillante dit que cette nuit la malade n'a fait qu'un cri. Ce matin, elle est presque agonisante, ne parle plus, a les yeux demi-fermés ; elle pousse de temps en temps un cri plaintif. Toux quinteuse. Eschare au sacrum. Pouls assez fort et fréquent, Notable quantité d'albumine dans les urines. Pas de sucre.

Mort le 14.

AUTOPSIE.—Sérosité louche assez abondante dans les mailles de la pie-mère. Granulations tuberculeuses dans les scissures de Sylvius. Quelques-unes sur la convexité. Ventricules un peu dilatés. Congestion intense des vaisseaux de la pie-mère. La membrane peut être enlevée partout sans entraîner de snbstance cérébrale.

Tuberculisation pulmonaire avancée.

OBSERVATION XXII. — INÉDITE.

(Communiquée par M. RICHARDIÈRE).

Méningite tuberculeuse ultime, chez une femme atteinte de tuberculose pulmonaire.
Délire erotique dans les actes et les paroles survenant 5 jours avant la mort. Pas d'autres phénomènes méningitiques notables.

X..., 24 ans, coturière, entre à l'Hôtel-Dieu en mars 1882, salle Sainte-Anne, service de M. EMPIS.

Cette malade, enceinte de 8 mois, entre à l'hôpital pour être soignée d'une tuberculose pulmonaire datant d'un an environ. Elle est très amaigrie, très affaiblie, surtout depuis le début de sa grossesse. Elle présente aux deux sommets de la poitrine les signes stéthoscopiques de la tuberculose pulmonaire au 2° degré (matité, râles sous-crépitants).

Après trois semaine de séjour à l'hôpital, elle accouche d'un enfant à terme, bien constitué. L'accouchemet se fait bien, les suites en sont heureuses. Mais à peine délivrée, la malade présente une exagération considérable des signes de tuberculose pulmonaire. La grossesse a donné un coup de fouet à la marche de la maladie.

Trois semaines après l'accouchement, nous constatons des signes évidents d'excavation pulmonaire (souffle caverneux, gargouillement, etc.)

Un mois environ après l'accouchement, sans cause appréciable, la malade se met à divaguer. Son délire fut d'abord sans fixité, portant sur toutes choses. Il était impossible d'obtenir de X... une réponse raisonnable.

Ce délire ne s'accompagnait d'ailleurs d'aucun trouble du système nerveux. Pas de contracture ni de paralysie, pas de troubles oculaires, pas de rétractions du ventre, pas d'inégalité du pouls.

La température est toujours restée normale le matin, avec une légère exacerbation le soir.

Huit jours après le début de ce délire vague, la malade fut prise de délire à forme érotique. Cette femme qui semblait avoir toujours été d'une conduite régulière se met à tenir des propos obscènes, à prendre des attitudes passionnelles. A toutes les questions qu'on lui posait, elle répondait par des paroles ordurières.

Toutes ses paroles, tous ses actes étaient empreints d'un notable état satyriasique.

Et tout cela, sans aucun autre phénomène méningitique.

Cet état dura 4 à 5 jours, et la malade mourut.

AUTOPSIE. — Lésions cavitaires des poumons.

Il existait un épanchement arachnoïdien assez considérable et une forte congestion de la pie-mère. Enfin, on trouvait de nombreux tubercules miliaires à la base du cerveau et sur la convexité des hémispheres.

OBSERVATION XXIII. — INÉDITE.

(Communiquée par M. GEFFRIER).

Méningite tuberculeuse hémorrhagique.
Ganglions tuberculeux du cou. Tuberculose pulmonaire récente. Délire subit dont la violence s'accroît pendant trois

*jours jusqu'à devenir excessive; puis coma qui entraîne la
mort en quelques heures.*

*Fièvre modérée; ni vomissement, ni ralentissement du
pouls pendant le délire.*

*Granulations discrètes des méninges. Fluxion intense des
vaisseaux de l'encéphale qui amène une hémorrhagie sous-
arachnoïdienne.*

L..., âgé de 20 ans, employé aux finances, est amené le
16 mars 1883, dans le service de M. Millard, salle Saint-Louis,
lit n° 19.

Trois jours avant son entrée, le malade est allé le matin à
son bureau où il a pu travailler; le soir, on l'a ramené chez
lui, il avait du délire; mais nous n'avons aucun renseignement
sur ce qui s'est passé jusqu'au moment de son entrée à l'hôpital, le matin du 16 mars.

Il porte au cou des traces de scrofule anciennes et récentes.
Il y a au côté droit du cou un engorgement ganglionnaire
considérable.

Il arrive avec un délire excessivement violent qui se prolonge jusque vers 1 h. de l'après-midi; puis il tombe dans un
état de torpeur qui aboutit bientôt au coma le plus complet.

Dans la matinée, on constate, malgré son agitation, qu'il
existe quelques râles dans les deux côtés de la poitrine. Le
ventre est rétracté, sensible à la pression. sans taches rosées
lenticulaires. Pas de vomissements. Il se plaint souvent de la
tête.

La température est à 38°, le pouls à 112.

Le même jour, à 4 h. du soir, on le trouve dans le coma, en
état de résolution complète. Il n'y a a pas eu de garde-robe,
malgré l'administration de 30 gr. d'huile de ricin. Incontinence
d'urine.

Les pupilles sont égales, dilatées toutes deux et insensibles
à la lumière.

La tache méningitique se produit facilement et persiste longtemps.

Il pousse par moments de grands soupirs en dehors desquels
la respiration est si faible qu'on l'entend à peine à l'auscultation; la sonorité de la poitrine est normale.

Pas de bruits morbides au cœur. Pouls à 80.

Vers 6 h. 1|2, il est pris d'une sorte de râle trachéal accom-
pagné de hoquet; on s'aperçoit qu'il rend par la bouche un peu
de sang spumeux.

Mort à 7 h. du soir.

Autopsie, le 18 mars, 38 h. après la mort.—*Poumons*: Granulations tuberculeuses aux deux sommets.

Encéphale. Congestion générale tres intense de la pie-mère
à la convexité. A la base, se trouve une diffusion sanguine en
nappe, du sang noirâtre coagulé formant dans l'épaisseur de
la pie-mère une couche d'une épaisseur moyenne de 2 millimètres. Cette couche d'infiltration sanguine s'étend d'avant en

arriere, depuis le chiasma des nerfs optiques jusqu'au sillon bulbo-protubérantiel, dans le sens transversal d'un lobe sphé-noïdal à l'autre. On ne voit pas de granulations tuberculeuses le long des vaisseaux à ce niveau ; il est vrai de dire, que s'il y en a, elles peuvent facilement passer inaperçues au milieu de cette infiltration hémorrhagique.

A la convexité, on voit une seule granulation d'apparence tu-berculeuse sur une petite branche artérielle émanée de la syl-vienne.

Sur une coupe de la protubérance, on voit que l'infiltration sanguine n'est pas limitée à la pie-mère, mais pénètre dans torte l'épaisseur du pont de Varole, sous forme de traînées qui semblent suivre la direction des vaisseaux et sont produits par du sang coagulé, noir. Entre ces traînées, se trouve un pointillé hémorrhagique uniforme, à grains très rapprochés. Cette lésion occupe toute l'étendue de la protubérance.

Le vermis supérieur du cervelet présente une lésion absolu-ment semblable, seulement les traînées formées par les caillots cruoriques occupent l'interstice des lamelles.

Les pédoncules cérébraux et les pédoncules cérébelleux su-périeurs ne forment qu'une bouillie diffluente au milieu de laquelle on voit de nombreux petits caillots. Cette lésion s'é-tend à toute la partie inférieure et postérieure des deux couches optiques, et à la portion du lobe sphénoïdal qui avoisine la fente de Bichat ; elle existe aussi, mais moins prononcée, à la partie la plus postérieure de la face inférieure du lobe frontal.

Dans la région la plus externe du corps strié, on voit des lacunes périvasculaires, d'où il semble que des caillots se soient détachés pendant la coupe.

OBSERVATION XXVI. INÉDITE.

(Communiquée par M. COMBY).

*Tuberculose pulmonaire. — Plaque de méningite tubercu-
leuse limitée au voisinage du lobule paracentral et de la
partie supérieure des circonvolutions fronto-pariétales. —
Début subit par hémiplégie.*
*La céphalalgie ne survient que trois semaines après l'hémi-
plégie.*

Le nommé C... (Gabriel), serrurier, 24 ans, entre à l'hôpital Lariboisière le 12 juillet 1877, service de M. Proust, pour une hémiplégie droite datant de trois semaines. Cette hémiplégie est survenue brusquement, au milieu d'une pleine santé, et a frappé les deux membres et la face. Pas d'aphonie.

Aujourd'hui, le malade peut marcher en traînant la jambe droite ; la sensibilité est abolie du même côté. Les organes des sens sont également touchés quoique à un faible degré :

9

l'ouïe et la vue sont également diminuées à droite. Pas de troubles trophiques. L'examen de la poitrine, en montrant le cœur intact, fait découvrir des craquements au sommet droit; le malade est donc tuberculeux, bien que l'état général soit resté satisfaisant.

Le 25 *juillet,* le malade accuse des douleurs vives dans le côté gauche de la tête. Ces douleurs l'empêchent de dormir; on est obligé de lui faire des piqûres de morphine pendant trois jours. En même temps se montrent des vomissements bilieux incessants. On provoque une vive douleur par la pression sur les points d'émergence du trijumeau.

28 *juillet.* L'agitation et le délire sont survenus. Le malade est plongé dans une profonde stupeur et ne répond plus aux questions qu'on lui pose. La pression est très douloureuse sur les globes oculaires qui présentent des convulsions de temps à autre. Anesthésie généralisée. Réflexes abolis à droite, conservés à gauche. Raideur du cou. Sueurs profuses, surtout à droite. Constipation; incontinence d'urine.

31 *juillet.* L'examen ophthalmoscopique fait découvrir : 1° pour l'*œil droit* : papille peu distincte, veines foncées et très grosses, artères très petites; sur la partie interne de la macula est une tache blanchâtre qui ressort assez nettement sur les parties voisines; 2° pour l'*œil gauche* : papille rouge et vascularisée, à bords nets; veines très larges; artères très réduites et filiformes.

Dans l'après-midi, le malade présente une gêne extrême de la respiration, avec teinte asphyxique. Les yeux sont tantôt en strabisme externe, tantôt en déviation conjuguée à gauche.

Nouvel examen ophthalmoscopique à 7 heures du soir :

1° *œil droit* : papille diffuse; veines grosses, tortueuses, remplies d'un sang très foncé ; artères invisibles par place. Tache blanchâtre au bord interne de la macula. Hypermétropie

2° *œil gauche* : cornée dépolie; papille plus distincte qu'à droite. — Mort à 10 heures du soir.

Autopsie, 36 heures après la mort. — Les méninges cérébrales présentent une congestion très intense et par plaques, surtout du côté gauche. On aperçoit en avant et en arrière du sillon de Rolando quelques petites taches blanchâtres qui sont constituées par du pus.

Rien à la base. Rien au niveau des scissures de Sylvius.

Sérosité assez abondante dans les ventricules.

Méninges blanchâtres et épaissies au niveau du vermis superior du cervelet.

Sur l'hémisphère droit, on peut enlever facilement la pie-mère qui n'est pas adhérente aux circonvolutions. Du côté gauche, au contraire, au niveau de la partie postéro-supérieure du sillon de Rolando, sur le sommet des circonvolutions frontale et pariétale ascendantes, et à la face interne de l'hémisphère sur tout le lobe paracentral, on aperçoit un très grand

nombre de petites granulations tuberculeuses. La pie-mère
ainsi criblée de granulations est très adhérente à la substance
grise sous-jacente, de sorte qu'on ne peut l'enlever sans entraîner en même temps des lambeaux de substance cérébrale
ramollie.

A la surface des autres circonvolutions, on ne trouve rien
d'anormal.

Sur des coupes vertico-transversales pratiquées d'après le
procédé de Pitres, on ne trouve aucune lésion apparente des
noyaux gris, ni du centre ovale. La partie postérieure de la
capsule interne et la région occipitale n'offrent aucune lésion à
l'œil nu.

Rien au niveau du cervelet, de la protubérance, du bulbe,
des ventricules.

Le cœur est sain.

Les poumons présentent aux deux sommets des granulations
tuberculeuses ; elles sont plus nombreuses à droite.

Observation XXVII. — Inédite.

(Communiquée par M. Gombault, médecin des hôpitaux).

*Plaque de méningite tuberculeuse exactement limitée aux
circonvolutions motrices.*
*Cachexie tuberculeuse. Faiblesse subite sans perte de con-
naissance dans les membres du côté droit. Peu à peu
l'hémiplégie se complète. Embarras de la parole sensibilité obtuse dans les régions parésiées. L'hémiplégie s'amé-
liore, puis s'aggrave ; secousses convulsives dans les muscles de la face sans perte de connaissance. Aphasie ; pupilles dilatées, affaiblissement de l'intelligence et mort. —
Ni vomissements, ni irrégularité, ni lenteur de pouls.*

Legas B. pâtissier, âgé de 22 ans, entre dans le service de
M. Gombault à l'hôpital Tenon le 31 juillet 1882.

A Paris depuis 11 mois, le malade n'a eu antérieurement
aucune affection sérieuse ; ses parents habitent la Bretagne,
vivent encore et ne paraissent atteints d'aucune affection dia-
thésique. Il exerce à Paris le métier de pâtissier ambulant,
et semble avoir été soumis à beaucoup de privations.

Il y a 4 mois, à la suite d'un refroidissement, il fut pris de
bronchite ; depuis ce temps-là, il a toujours toussé. Il a beaucoup maigri ; n'a jamais eu d'hémoptysie.

A son entrée, nous trouvons des signes bien nets de phthisie
à gauche : submatité et râles cavernuleux. On trouve également
à droite quelques craquements. Le malade est fébrile. —
Poscriptions : 0,50 sulf. de quinine. Pot. calm. Vésicatoire.

On continue le sulfate de quinine pendant quelques jours ;
la fièvre tombe, mais les lésions pulmonaires progressent rapidement.

Le 12 *août*, on nous raconte que le malade a été pris pendant la nuit d'une paralysie du côté droit ; cette paralysie est venue sans perte de connaissance ; le malade a senti d'abord une faiblesse dans la jambe, puis dans le bras ; en quelques minutes, il s'est aperçu qu'il était paralysé de tout le côté droit.

Cette paralysie n'es pas complète ; il existe encore quelques mouvements peu étendus, il est vrai, plus marqués au membre supérieur.

La sensibilité quoique très obtuse est un peu conservée.

Le côte droit de la face semble légèrement œdemateux. L'orbiculaire est atteint ; la langue est un peu déviée. La parole est embarassée, la prononciation des mots très difficile, mais quand on présente au malade un objet, il en dit le nom immédiatement. Il n'existe pas d'aphasie.

Les réflexes de la pituitaire et de la conjonctive sont abolis à droite. Pas de troubles oculaires. Le tic tac d'une montre perçue à 0,30 centim. de l'oreille gauche ne l'est qu'à 8 de la droite.

Le soir, les mouvements du côté droit sont plus libres ; la sensibilité est retardée mais moins obtuse que ce matin.

Le 13 *août*, la motilité est encore améliorée ; le malade peut porter le bras à la bouche.

Le soir, l'hémiplégie est complète.

Le 14 *août*, au moment de la visite du matin, en examinant le malade nous voyons d'abord les zygomatiques du côté droit se contracter à intervalles assez espacés. Bientôt les contractions se rapprochent, gagnent tous les muscles de la face, et même l'orbiculaire. Cette attaque dure environ 1 minute 1/2 ; elle n'est pas accompagnée de perte de connaissance. Les pupilles sont très dilatées.

Aujourd'hui, le malade ne peut plus dire le nom des objets qu'on lui présente, tels qu'un crachoir ou un livre ; il reconnaît une cuiller.

17 *août*. La paralysie reste complète ; l'aphasie est maintenant très nette ; à toutes les questions le malade répond invariablement oui.

La conjonctive droite suppure un peu. Les pupilles sont toujours très dilatées.

20 *août*. Le malade peut aujourd'hui prononcer quelques mots, il parvient même à se faire comprendre. Aucun changement dans la motilité.

22 *août*. Aphasie complète ; le malade répond toujours oui.

Du 22 au au 27 *août*, l'état reste sensiblement le même ; le côté paralysé semble être le siège de douleurs assez vives. Le malade chaque matin désigne avec air pleurard son bras droit. Est-ce par ce qu'il en souffre, est-ce par ce qu'il est désolé de voir la paralysie persister ? Nous ne pouvons à cet égard que faire des suppositions.

Il meurt le 27 *août*, sans avoir eu de convulsions, ni de vomissements, ni d'irrégularité du pouls.

Autopsie. — On trouve les poumons farcis de tubercules, le sommet gauche offre une grande excavation.

Les reins, le foie sont congestionnés, mais non plus que sur le péritoine, on n'y découvre de granulations tuberculeuses. La vessie est remplie d'urine ; le malade semble avoir eu de la rétention dans ses derniers moments.

Le *cerveau* est enlevé sans difficulté ; la dure-mère n'est nulle part adhérente. D'une façon générale, les méninges semblent un peu épaissies, mais tandis qu'à droite on ne trouve rien d'anormal sinon cet épaississement peu prononcé d'ailleurs, on constate au contraire du côté gauche des lésions intéressantes.

De l'extrémité externe de la scissure de Sylvius, se dirigeant obliquement en haut et en arrière, s'étend une bande large de 1 cent. 1/2 environ au niveau de laquelle les méninges contiennent des granulations très apparentes. Ces granulations sont rangées le long des vaisseaux ; on en compte de 8 à 10 par centim. carré ; elles semblent un peu plus nombreuses vers la partie inférieure. En avant et en arrière, cette zone est assez nettement limitée.

La substance cérébrale sous-jacente est d'une consistance moins ferme que celle de l'hémisphère correspondant. La décortication est aussi moins facile, et en enlevant les méninges à gauche, on enlève de la substance cérébrale au niveau de la zone où l'on trouve des tubercules.

Cette zone comprend la frontale et la pariétale ascendantes, elle s'étend jusqu'au lobule paracentral ; le pied des frontales antérieur est également atteint.

La substance corticale adhérente aux méninges à ce niveau est ramollie suivant une épaisseur variable qui semble être sur les coupes d'environ 1 centimètre.

Les noyaux centraux sont parfaitement sains. Au niveau du chiasma et de la protubérance, on ne voit pas à l'œil nu de granulations tuberculeuses. Les méninges sont simplement un peu épaissies.

L'olive cérébelleuse gauche est un peu ramollie : elle est déprimée et légèrement grisâtre.

Rien d'apparent sur une coupe de la protubérance.

Observation XXVIII. — Résumée.

(In Thèse de Gardin, 1873).

Plaques de méningite tuberculeuse localisée. Cachexie tuberculeuse. Raideur et tremblement subits d'un côté du corps. Douleurs de tête. Mort en 10 jours sans vomissements ni modifications notables du pouls.

Malade, âgée de 28 ans, entre le 20 mars dans le service de

M. Vulpian, à la Pitié, pour une tuberculose pulmonaire avancée.

Début subit des accidents cérébraux par une sensation d'engourdissement et de raideur dans le membre supérieur gauche et le côté gauche de la face. Rien dans la jambe de ce côté. Ces accidents durent 3 à 4 jours.

21 *mars*. Douleurs d'oreilles très vives ; pas de surdité. Pas de points douloureux à la pression. Deux injections hypodermiques de morphine. Grande amélioration, nuit calme.

24 *mars*. Douleurs d'oreilles persistantes. Emplâtre belladoné.

27 *mars*. Amélioration. Douleurs moins vives.

29 *mars*. La malade accouche facilement d'une fille. La jambe gauche est agitée par moments d'un tremblement. œdéme au niveau des malléoles.

Mort le 4 avril, dans le marasme.

Autopsie, *le 6 avril*. — *Cavité crânienne :* Pas de lésions du crâne, ni de la dure-mère. Dans la scissure de Sylvius droite, granulations grises tres nombreuses. Pas de lésions des nerfs ni des vaisseaux de la base. Pas de granulations dans les membrades qui revêtent l'isthme encéphalique. Le long des vaisseaux qui se trouvent en rapport avec les anfractuosités du lobe moyen droit, se voient des traînées de nature puriforme, irrégulièrement distribuées en petits îlots. Du côté gauche, dans la partie correspondante, on ne trouve que 2 ou 3 petits îlots de matière puriforme. A la partie supérieure des circonvolutions qui limitent la grande scissure médiane antéro-postérieure et un peu en arrière du milieu du bord supérieur de cette scissure, à droite, on voit dans les membranes une plaque de matière puriforme au voisinage de laquelle se trouvent de très fines granulations tuberculeuses. Aucune autre lésion dans les diverses parties de l'encéphale.

Moelle : Pas d'épaississements des méninges, pas de granulations apparentes.

Poumons : Grosses lésions tuberculeuses.

Observation XXIX. — Personnelle.

Plaque de méningite tuberculeuse, limitée au voisinage du lobule paracentral, et de la partie supérieure de la zone fronto-pariétale. Tuberculose généralisée.

Depuis un an, changement de caractère et d'habitudes. Actes inexplicables. Début par raideur dans un membre inférieur et difficulté de la marche. La gêne augmente peu à peu et le bras devient malhabile. 5 jours après, la céphalalgie apparaît. L'hémiplégie se complète et s'accompagne de contracture et d'épilepsie spinale. Fièvre remittente due à tuberculisation généralisée. Quelques vomissements après les quintes de toux.

Le pouls est resté rapide, excepté à la fin de la maladie où il est descendu pendant quelques heures à 66.

C..., doreur, âgé de 21 ans, entre à l'hôpital Necker, dans le service de M. RIGAL, le 26 décembre 1882.

Antécédents héréditaires : Plusieurs tuberculeux dans la famille.

Antécédents personnels. (Ces renseignements nous ont été fournis par la mère du malade.) Bien que d'une constitution assez faible, n'a jamais été malade. Bon ouvrier, assez rangé dans ses habitudes. Depuis un an, son caractere avait changé; il était devenu irritable, sombre et se grisait parfois, ce qui ne lui arrivait jamais auparavant. Il quitta sa mère pour aller demeurer tout seul.

Un mois environ avant le début des accidents, il entra chez un marchand de vin, but différentes liqueurs et fit ensuite appeler le patron pour lui dire *qu'il avait de l'argent et qu'il refusait de payer*. On le conduisit au poste de police où il passa la nuit. Le lendemain il se fit réclamer par sa mère et offrit alors de payer. Du refus qu'il avait opposé la veille il ne put donner aucune explication raisonnable.

Le 17 *décembre*, neuf jours avant son entrée à l'hôpital, il s'aperçut, en allant à son travail, que le pied gauche devenait lourd et qu'il avait quelque peine à traîner la jambe. Ce fut la première manifestation importante qu'il remarqua; il est vrai que depuis trois semaines environ il toussait un peu et avait maigri.

Bientôt le bras du même côté devient plus faible, plus maladroit, bien qu'il pût encore s'en servir un peu.

Le 22 *décembre*, les douleurs de tête commencèrent; il fut dans l'impossibilité de marcher; il garda le lit et n'eut jamais de perte de connaissance.

A son entrée, on constate l'existence d'une hémiplégie incomplète du côté gauche. Le bras exécute encore quelques mouvements volontaires, mais le membre inférieur ne peut être détaché du lit; la marche est à la rigueur possible, malgré la contracture des muscles. Exagération du réflexe rotulien. Pas d'atrophie musculaire appréciable. Retard de la sensibilité dans tout le côté gauche.

De ce même côté, un peu de parésie faciale, avec intégrité de l'orbiculaire.

Le cœur et les vaisseaux sont sains.

Poumons : légère submatité sous la clavicule gauche, râles de bronchite dans les deux sommets.

En arrière, matité dans toute l'étendue du sommet, avec râles sibilants.

Toux assez fréquente, qui a commencé depuis un mois, en même temps que de l'enrouement. Les quintes de toux s'accompagnent parfois de vomissements. Il n'existe pas de constipation; le ventre n'est pas ballonné. Un peu de fièvre le soir. Le pouls est régulier à 80.

1er janvier 1883. — Au moment où nous voyons le malade,

nous le trouvons dans un état à peu près semblable à celui qui vient d'être décrit.

Le membre inférieur est paralysé et légèrement contracturé. La paralysie est moins marquée dans le membre supérieur, où elle occupe principalement le deltoïde ; en effet, le bras ne peut être écarté du tronc ; l'avant-bras est faiblement fléchi ou étendu ; la main se ferme avec assez de force.

Si l'on vient à redresser brusquement la pointe du pied, on provoque une trépidation très manifeste. Le malade tousse peu et ne se plaint que de maux de tête qui reviennent par paroxismes. L'intelligence est parfaitement nette. T., matin, 37,8 ; soir, 39. Pouls, 88,86.

2 et 3 *janvier*. Pas de modifications notables. La température reste, le matin, au-dessous de 38 ; le soir, elle monte à 39. Le pouls, régulier, oscille entre 86 et 96. Le malade accuse une douleur à l'anus, où nous constatons l'existence d'une ulcération qui se prolonge dans le rectum ; à bords taillés à pic ; à fond rouge, granuleux. Ulcération sans doute tuberculeuse.

4 *janvier*. M. 37,4 ; soir, 39,2. Pouls régulier, 82,94. C. est devenu très irritable dans la soirée ; il a une querelle avec le garçon de salle et l'injurie.

5 *janvier*. T., M., 39. Obtusion intellectuelle. Les reproches adressés au malade sur sa conduite de la veille le laissent absolument indifférent. Soir, 39,2. Mutisme complet. La paralysie du membre supérieur augmente. Les mouvements de la main sont moins libres.

6, 7 *janvier*. Même état de torpeur. Ni constipation, ni rétraction du ventre.

8 *janvier*. M., 38,8. Il a eu la nuit dernière de violentes crises de douleurs céphaliques. Il a crié pendant plusieurs heures : « Oh ! ma tête ; oh ! ma tête ! » Agitation extrême ; il a renversé la table de nuit. La trépidation qu'on provoque en redressant la pointe du pied est de plus en plus marquée.

Soir, 39,2. Pouls régulier, 96. Prostration profonde. C. répond à peine aux questions ; cependant, il paraît les comprendre. Du côté paralysé, la sensibilité persiste, quoique affaiblie. Incontinence d'urine et des matières. Raie dite méningétique. Le ventre n'est pas rétracté.

9 *janvier*. M., 38,2. P. 90. La prostration n'a fait que s'accentuer. Il est difficile de tirer du malade quelques réponses intelligibles. La toux est beaucoup moins fréquente. La raideur musculaire dans les membres du côté gauche persiste ; les doigts sont fléchis ; on peut les étendre, mais ils reviennent aussitôt à leur première situation. La conjonctive oculaire gauche contient un peu de pus. Devant la lumière, C. persiste à tenir les paupières fermées. Il résiste énergiquement lorsqu'on les soulève, il les contracte, la gauche plus faiblement que la droite.

Les pupilles sont égales, moyennement dilatées. Pas de strabisme. Cet état de torpeur semble un peu volontaire ; il suffit, en effet, de s'approcher du malade et de l'examiner pour qu'elle s'accroisse sensiblement. Il a horreur du moindre dérangement qu'on lui occasionne. Quand on s'éloigne, il ouvre spontanément les yeux et regarde ; il les ferme dès qu'on s'approche. La faradisation des muscles indique une contraction normale à droite, plus faible du côté gauche. La trépidation spinale est facile à provoquer. Raie dite méningitique très évidente. Alternatives de rougeur et de pâleur de la face. Le ventre n'est ni **rétracté**, ni ballonné. Diarrhée. Le pouls régulier est descendu ce soir à 66.

10 janvier. Même état. De temps en temps. marmottements. Matin, 38,2. Soir, 39,4. P. 78, 84.

11 janvier M., 38,2. Soir, 39,2. Torpeur cérébrale plus profonde. Parfois il ouvre les paupières et agite la main droite comme pour saisir un objet qui passerait devant ses yeux. Sa mere est venue le voir dans la journée. Il l'a reconnue et lui a dit quelques mots.

12 janvier. La température s'élève dans la journée. Le pouls devient plus rapide, 120. Etat semi-comateux. On lui fait boire difficilement un peu de lait.

13 janvier. M., 38,4. Soir, 40. Decubitus dorsal sans aucun mouvement. Paupières closes. Conjonctives purulentes. Pupilles égales. Pas de strabisme.

Rétention d'urine. Ventre non rétracté.

La sensibilité est obtuse partout, mais beaucoup plus affaiblie du côté gauche ; le pincement de la peau de ce côté n'est pas perçu. A droite, il réveille quelques mouvements de défense.

La trépidation spinale provoquée est beaucoup moins intense ; elle ne dure que quelques secondes. Même affaiblissement du réflexe rotulien. En outre, la raideur musculaire du côté paralysé a fait place à une paralysie flaccide. En secouant un peu le malade, en l'excitant, on parvient à le réveiller un peu ; il ouvre les yeux, regarde, prononce quelques paroles : « J'ai mal, j'ai mal, » et voilà tout. On le fait asseoir pour l'ausculter ; il comprend et aide lui-même au mouvement.

Respiration, 30. Pouls, 132.

Quelques instants après, abandonné à lui-même, il retombe dans la torpeur.

Soir : Même état. Respiration pénible. Pouls 142.

14 janvier. Ce matin, coma dont il est impossible de le tirer. T. 39°8. P. 159. Resp. 48. Face cyanosée, couverte de sueur. Rétention d'urine. A la partie inférieure de l'abdomen, la vessie dessine une tuméfaction globuleuse. Les deux fosses iliaques sont un peu déprimées.

Soir Collapsus. T. 40°2. Pouls, 159. Resp. 50. La diarrhée persiste ; elle n'a pas cessé depuis 5 jours. En excitant le malade, on parvient à lui faire ouvrir les yeux. On tente de lui faire boire un peu de lait. A chaque déglutition, le liquide pénètre dans le larynx et occasionne des secousses de toux. Dans l'après-midi, on lui présente du lait; il dit encore « je veux boire de l'eau ». On ne peut obtenir d'autres paroles.

Il meurt dans la nuit.

Autopsie. — *Encéphale* : A l'ouverture du crâne, les méninges semblent très congestionnées. Quelques granulations de Pacchioni font saillie à la partie antérieure.

La dure-mère incisée, on constate que la partie attenante à la faux cérébrale est assez intimement adhérente aux lèvres de la scissure interhémisphérique. Cette adhérence va en augmentant à mesure qu'on s'avance de la partie moyenne pour paraître à la partie postérieure.

Voici ce que l'on constate sur les hémisphères :

Hémisphère gauche : A la face interne quelques granulations (3 à 4) du volume d'une petite tête d'épingle. La membrane sous-jacente est transparente. Tout le long de l'arête qui sépare la face interne de la face externe, existe une accumulation de petits tubercules blancs jaunâtres confluents, constituant une petite faússe membrane de 1 à 2 millim., adhérente aux circonvolutions. Cette infiltration tuberculeuse ne s'étend que sur 1 à 2 centimètres de la face externe. Celle-ci, dans sa moitié antérieure, présente un état un peu opalin. On y voit aussi une accumulation assez notable de petites granulations, au niveau des anfractuosités et des circonvolutions. Dans sa moitié postérieure, elle ne porte aucune granulation, mais la substance cérébrale y paraît très congestionnée, et l'on voit se dessiner sur la pie-mère tous les petits **vaisseaux** gorgés de sang.

Hémisphère droit : Sur la face interne, le tiers antérieur et le tiers postérieur sont recouverts d'une sérosité transparente à travers laquelle on voit les arborisations vasculaires. A la partie postérieure on voit quelques granulations. Dans le tiers moyen, c'est-à-dire dans la région du lobule paracentral, dépassant cette région d'un centimètre en avant et en arrière, envahissant en avant la partie interne et supérieure du pied de la première frontale, en arrière s'étendant un peu sur les circonvolutions du lobule pariétal supérieur, mais plus développée, plus épaisse, plus jaunâtre au niveau même du lobule paracentral qu'elle recouvre d'une carapace de 2 à 3 centim.; à ce niveau, disons-nous, on constate la présence d'une membrane formée d'une agglomération de tubercules. En s'enfonçant vers la face interne, la confluence des granulations est moindre; elles sont relativement abondantes, mais ne constituent plus une fausse membrane. L'épaisse fausse membrane dont nous avons parlé est très adhérente au tissu sous-jacent; quand on essaie de l'arracher, on entraîne avec elle ce tissu qui est ramolli. Elle s'étend sur la face externe. Au niveau de la pariétale ascendante elle est très mince et n'adhère pas. Au contraire, dans toute la portion de la frontale ascendante qui donne attache à la première frontale et jusqu'au point où vient s'insérer la première portion, elle est très adhérente. Somme toute, les lésions corticales, une fois la fausse membrane enlevée, ne sont visibles à l'œil nu, autour du lobule paracentral, que dans l'étendue d'un centimètre. Des granulations assez nombreuses, grosses comme une tête d'épingle, se voient encore dans les anfractuosités de la moitié supérieure du illon de Rolando. Pour le reste de l'hémisphère, la seule lésion appréciable est un œdème du tissu cellulaire sous-arachnoïdien et de la pie-mère. Cette membrane a ses vaisseaux gorgés de sang. Elle se détache assez facilement des circonvolutions sous-jacentes qui sont un peu rouges, piquetées et semblent un peu ramollies.

Face inférieure : On constate une remarquable intégrité. La première est assez congestionnée, mais ne présente nulle part trace de tubercules.

Rien au *cervelet*, si ce n'est un piqueté assez intense à la coupe.

Toutefois, en observant les *scissures de Sylvius*, on trouve la pie-mère adhérente aux deux faces et portant un certain nombre de granulations.

Les ventricules moyen et latéraux contiennent une très petite quantité de liquide.

Différentes coupes, en montrant la substance cérébrale très congestionnée, permettent de constater la parfaite intégrité des noyaux gris centraux.

Moelle. — 1° *Face antérieure :* Congestion assez intense des vaisseaux. Le renflement lombaire est diminué de longueur. La face interne de la dure-mère est légèrement dépolie et d'un aspect un peu rosé.

2° *Face postérieure :* Les vaisseaux sont aussi très congestionnés. Le renflement lombaire est transformé en une tuméfaction molle, retenue par la pie-mère sous laquelle on voit sa surface d'un blanc nacré contrastant avec le reste de la moelle qui est d'une coloration rosée. Sa longueur est d'un centimètre et demi ; sa largeur de 1 1/2. Au-dessous, la queue de cheval avec des vaisseaux gorgés de sang. La dure-mère est rugueuse, comme chagrinée. On y voit de petites granulations presque imperceptibles. A un examen très attentif, on constate en un ou deux points, à la partie inférieure du renflement cervical, deux ou trois tubercules bien nets. La dure-mère devient plus lisse à la partie inférieure.

Poumons — 1° *Droit :* Le lobe inférieur est très congestionné. Il est le siège d'une éruption confluente par places de tubercules gris et transparents. L'éruption existe aussi, mais moins accentuée, dans le lobe moyen. On trouve des tubercules crétacés dans le lobe supérieur ; autour d'eux, dans tout le lobe, éruption intense de petites granulations grises.

2° *Gauche :* Le lobe inférieur très congestionné contient quelques petits tubercules. Le lobe supérieur contient deux grandes dépressions qui le divisent en trois ; il y existe une éruption confluente de granulations très fines.

L'épiglotte et les *cordes vocales* portent des granulations assez nombreuses. Petites ulcérations sur la face supérieure des cordes vocales inférieures.

Intestin : Quelques ulcérations tuberculeuses.

Foie : De volume normal, un peu gras; par places, quelques points jaunâtres suspects qui semblent être des tubercules.

Rate : Paraît saine.

Reins : Un peu gros et un peu gras.

Double eschare au sacrum.

Ulcérations tuberculeuses à l'anus.

OBSERVATION XXX.

¡ (MM. BARIÉ et du CASTEL. In *Soc. anat.*, 1881.)

*Plaque de méningite tuberculeuse recouvrant les circonvo-
lutions fronto-pariétales et le lobule paracentral.
Tuberculose pulmonaire. — Etourdissement brusque et
monoplégie du membre inférieur. — Hyperesthésie cutanée et crampes douloureuses de ce membre. — La paralysie s'étend au membre supérieur précédée de phénomènes
douloureux, t° 38, pouls 84; puis délire tranquille; les
pupilles se dilatent, le pouls devient irrégulier. — Somnolence et coma. — Mort en trois jours.*

Robert, Th., âgé de 27 ans, conducteur d'omnibus, entre à la clinique médicale de l'hôpital Necker le 8 mai. Cet homme, dont le père et la mère sont atteints d'une bronchite chronique, est lui-même malade de la même affection depuis trois ans ; il a beaucoup maigri et a dû interrompre plusieurs fois son travail. Jamais il n'a eu d'hémoptysie, mais depuis six mois il est atteint d'une aphonie complète.

Depuis vingt jours environ, la toux a considérablement augmenté, et le malade, perdant de plus en plus ses forces, remarque de plus qu'il avait de l'œdème des membres infé-rieurs; il dut cesser tout-à-fait son travail, mais pouvait encore faire quelques courses. Il y a six jours, en traversant une rue, il fut pris d'étourdissement, sinon de perte complète de connaissance; il tomba à terre, et, en revenant à lui, il était paralysé de la jambe gauche.

Transporté à l'hôpital quelques jours après cet accident, nous constatons chez le malade une paralysie motrice complète, occupant tout le membre inférieur gauche, avec crampes douloureuses fréquentes dans le mollet, et hyperesthésie cutanée manifeste. Le membre supérieur gauche a conservé la motilité; cependant, depuis avant-hier, le malade accuse des picottements et un peu d'engourdissement à l'extrémité des doigts. Du côté des poumons, nous trouvons tous les signes d'une tuberculisation au 3° degré : soufle caverneux intense, craquements humides, matité complète au sommet droit, en arrière et en avant. Rien dans les autres organes. — T. 38, pouls 84. Diarrhée et aspect cachectique.

Le surlendemain, la paralysie s'étendait au bras gauche, d'abord simple parésie, mais bientôt paralysie totale avec sensation de froid aux extrémités des doigts ; en même temps, le malade était pris d'une somnolence continuelle, avec délire tranquille ; les pupilles se dilataient, le pouls devenait irrégulier et à peine perceptible, et, en moins de trois jours, le malade ainsi frappé d'hémiplégie gauche, la face exceptée, succombait dans le coma.

Autopsie. — *Cerveau*. Le sillon de Rolando, du côté droit, est coiffé par une plaque de méningite fibrino-purulente, de deux à trois millimètres d'épaisseur , à la face externe du cerevau ; cette plaque recouvre toute la largeur des circonvolutions frontale et pariétale ascendantes dans leur partie supérieure ; elle a une forme triangulaire à sommet inférieur, le sommet se trouvant à trois centimètres environ de la partie la plus élevée de la scissure. En écartant les lèvres de la scissure, on voit que la plaque de méningite, qui n'est plus visible extérieurement, descend dans la profondeur de la scissure jusqu'à l'union de la moitié inférieure et de la moitié supérieure du sillon. En détachant la plaque méningitique, on arrache un peu de matière cérébrale.

A la face interne du cerveau, la plaque se continue jusqu'au niveau de la circonvolution du corps calleux où elle se termine en pointe ; elle recouvre donc le lobule paracentral. A la surface du lobe carré existe également une petite plaqne de méningite. Sur la face externe du cerveau, on voit quelques granulations disséminées, sans trace de méningite. A la face inférieure du bulbe, les méninges sont légèrement épaissies. A la base du cerveau il n'y a pas de lésions méningitiques.

Observation XXX *bis*. — Inédite.

(Communiquée par M. Balzer, médecin des Hôpitaux).

Plaque de méningite tuberculeuse.

Tuberculose pulmonaire. Sans phénomènes cérébraux prémonitoires, aphasie subite qui se complète peu à peu et s'acccompagne d'hémiplégie. Affaiblissement progressif et mort. Ni vomissements, ni irrégularités du pouls, ni convulsions, ni contractures.

Lauver... Louis, âgé de 30 ans, imprimeur, entre le 2 novembre 1882, au n° 5 des baraques de l'hôpital Saint-Louis.

Cet homme est atteint de tuberculose pulmonaire, et il est possible qu'il ait eu la syphilis, bien qu'il l'ait nié ; il porte sur le dos, les fesses et les cuisses, des cicatrices plissées et blanchâtres dont il ne peut expliquer l'origine. Aux poumons, les lésions paraissent s'être localisées à gauche dès le début de la maladie actuelle ; il y a déjà du souffle et des râles caverneux au sommet gauche, tandis qu'au sommet droit on ne trouve que des râles sous-crépitants muqueux ; crachats muco-purulents abondants ; sueurs nocturnes. Dyspnée légère, l'amaigrissement n'est pas très marqué, les forces sont assez bien conservées. La maladie semble d'ailleurs marcher lentement, et il se produit pendant les premières semaines une amélioration assez marquée des symptômes locaux sous l'influence des vésicatoires.

Le 25 *mars* 1883, il se plaint d'une certaine gêne de la parole. Il dit qu'il se sent gêné, *qu'il ne sait plus parler; il s'interrompt parfois brusquement,* avec stupeur, le regard fixe. Il arrive pourtant à dire tout ce qu'il veut avec un peu d'effort. Aucune céphalalgie, aucun phénomène de paralysie, à part cette singulière difficulté de la parole, il est dans son état habituel.

26 *mars,* même situation.

27 *mars* au soir, la difficulté de la parole a subitement augmenté, il en a conscience et appelle la religieuse du service pour lui faire remarquer son état, avec de grands efforts, il parvient à dire quelques mots saccadés. « Je ne peux plus parler... Je ne sais pas ce que j'ai... »

28 *mars* au matin, on constate une hémiplégie droite incomplète, pas de déviation faciale, mais grande faiblesse du bras et de la main droite, il peut se tenir debout, mais il marche avec peine et en traînant le pied droit sur le sol. Pas d'anesthésie ni d'hyperesthésie. Au lit, il garde toujours le décubitus dorsal immobile, le facies indifférent. Pas de vomissements, pas de constipation, pas d'incontineuce d'urine pas de convulsions ni de contractures.

Les pupilles sont tantôt contractées, tantôt dilatées et inégales. Il boit beaucoup et avec une certaine satisfaction. Malgré son état de stupeur, ou plutôt d'indifférence, il paraît avoir conservé un peu de sa présence d'esprit, lorsqu'on lui parle, il fait un effort pour répondre, se penche en avant avec un mouvement des bras, il tousse, ouvre la bouche pour parler, mais sans prononcer un mot. C'est plus que de l'aphasie, c'est de la mutité. Une ou deux fois seulement, il arrive à prononcer le mot oui. On essaie inutilement de le faire écrire, la plume lui échappe des mains. Il paraît comprendre un peu ce qu'on lui dit ; il indique le côté gauche de la tête, quand on lui demande où il souffre.

Il exécute certains mouvements au commandement, tire la langue, essaie de serrer la main, se lève et se recouche quand on le lui dit, et fait toujours un effort pour répondre. Il sait indiquer ses besoins, demander à boire, se faire donner à temps l'urinoir et le bassin.

Mais s'il entend, on ne sait s'il comprend les paroles ; il paraît comprendre plutôt le geste que la parole, et exécute sur un mouvement indicateur des actes qu'on lui a vainement commandé à haute voix.

Du 29 *mars* au 1er *avril,* le malade reste absolument dans le même état, mais la paralysie augmente, il peut encore mouvoir la main droite, mais il ne peut plus serrer et laisse échapper les objets.

2 *Avril.* La paralysie a beaucoup diminué ; l'état de mutité est toujours le même.

3 *Avril.* Son état s'est aggravé, la faiblesse est très grande, la sensibilité très émoussée, presque abolie. Etat d'indifférence et de stupeur.

4 *Avril.* Le malade s'est levé plusieurs fois pendant la nuit, et l'on trouve son hémiplégie droite encore diminuée. Mais le faciès paraît encore plus mélancolique ; le malade est dans la stupeur, le regard fixe, les pupilles très dilatées. Le pouls est à 120.

6 *Avril.* La prostration a augmenté, les lèvres sont fuligineuses ; il y a incontinence d'urine et des matières fécales. Dans la journée il tombe dans le coma avec stertor interrompu seulement par quelques mouvements convulsifs. Il meurt le 7 avril, à sept heures du matin.

Autopsie. — *Poumon droit* : Adhérences nombreuses avec sclérose ; trois cavernules au sommet. — *Poumon gauche* : Caverne considérable au sommet ; infiltration tuberculeuse grise presque généralisée, *cœur* normal. Rien de particulier du côté du *foie,* de la *rate,* des *reins,* du *péritoine* et de l'*intestin.*

Encéphale. — La dure-mère se détache facilement du crâne, son incision laisse écouler une assez grande quantité de sérosité. — Du côté de l'hémispère droit, on ne trouve sur la pie-mère que quelques granulations disséminées, sans méningite. Sur l'hémisphère gauche, au contraire, la pie-mère est très épaissie, congestionnée, infiltrée d'exsudats jaunâtres très abondants, qui dessinent les sillons qui séparent les circonvolutions. Cette méningite n'occupe, toutefois, que la partie moyenne de l'hémisphère, et est très exactement localisée de la manière suivante :

1° A la partie postérieure de la troisième frontale et dans toute l'étendue de la scissure de Sylvius ; 2° à la scissure de Rolando ; 3° à la scissure temporale parallèle ; 4° à la face interne de l'hémisphère; le sillon calloso-marginal.

Les exsudats inflammatoires pénétrent profondément dans ces sillons et débordent sur la face convexe des circonvolutions, principalement à l'origine de la scissure de Sylvius. La pie-mère est adhérente ; la substance corticale des circonvolutions ne paraît pas ramollie.

Les coupes du cerveau ne montrent rien d'anormal vers les parties centrales; on voit très nettement, sur la coupe des circonvolutions, des granulations grises pénétrant dans l'épaisseur de la couche corticale. Les ventricules sont un peu dilatés ; rien de particulier du côté du bulbe et du cervelet. L'examen a porté sur des morceaux de substance cérébrale découpés dans la scissure de Sylvius et la scissure parallèle. Il a été fait après durcissement dans l'alcool absolu ; les coupes ont été colorées avec le picro-carmin.

A un faible grossissement, on voit que les coupes comprennent la méninge et son prolongement jusqu'au fond de la scissure, plus la substance cérébrale adhérente dans une certaine étendue.

1° *Méninge*. La pie-mère présente naturellement les altérations de beaucoup les plus importantes. Elle est très épaissie ; les exsudats se sont amassés dans les sillons de manière à les remplir et à écarter notablement les circonvolutions l'une de l'autre. Ces exsudats sont formés de fibrine et de globules blancs. On les rencontre partout, ils engainent les vaisseaux ou forment des masses volumineuses sur leurs parties latérales. Ces exsudats fibrino-leucocytiques sont en continuité directe avec des masses opaques et granuleuses qui enveloppent aussi les vaisseaux et qui sont irrégulièrement disséminées dans l'étendue de la méninge. Ces masses, qui représentent les *granulations tuberculeuses*, entourent complètement les petits vaisseaux qu'elles compriment, et enveloppent partiellement les gros vaisseaux. Elles remplissent quelquefois leurs gaînes lymphatiques qui se trouvent dessinées comme si elles avaient été injectées. Ces granulations sont ordinairement formées de cellules nombreuses, serrées en masse compacte, très granuleuses ; on en trouve aussi qui sont formées de cellules rondes assez volumineuses, dont le noyau se colore fortement par le carmin (cellules épithéliales) et qui présentent même quelquefois plusieurs noyaux.

Les vaisseaux présentent les altérations qu'on trouve habituellement dans les lésions tuberculeuses. Leurs parois sont vivement enflammées et infiltrées de jeunes cellules. D'autres sont remplies de caillots cruoriques ou anciens, formés en grande partie de globules blancs. Quelques vaisseaux sont même oblitérés et remplis par le bourgeonnement produit par l'inflammation tuberculeuse dans leur cavité. Ces lésions vasculaires témoignent en résumé, non seulement d'une inflammation extrêmement violente, mais aussi, et par conséquent, d'une grande gêne de la circulation.

2° *Substance cérébrale*. Elle paraît à peu près normale sauf dans le point où elle est en contact immédiat avec la méninge. Là, en effet, l'inflammation gagne la partie la plus superficielle de la substance cérébrale qui se trouve infiltrée de jeunes cellules. En plusieurs points, cette inflammation pénètre jusqu'à une certaine profondeur, les gaînes lymphatiques des vaisseaux qui plongent dans la substance cérébrale sont remplies de cellules. On trouve même quelques nodules peu volumineux dont le centre est devenu opaque et granuleux. Il y a donc bien évidemment de la périencéphalite tuberculeuse, très superficielle, il est vrai, et relativement peu intense, si on la compare à la méningite.

Observation XXXI.

(M. Ballet. In *Arch. de Neurologie*, 1883).

Plaque de méningite tuberculeuse localisée au voisinage du lobule paracentral.
Dans le cours d'une tuberculose pulmonaire, engourdisse-ment subit du membre inférieur. Dans le mois qui suit, 4 attaques d'épilepsie partielle; l'hémiplégie se complète. Pas de troubles de la sensibilité. Fièvre. Deux jours avant la mort, légère céphalalgie, agitation, dyspnée intense, ra-pidité du pouls. Pas d'autres phénomènes cérébraux.

Cos... âgée de 35 ans, lingère, entrée le 8 mars 1882 dans le service de M. Charcot. Pas d'antécédents héréditaires con-nus. Bonne santé habituelle pendant l'adolescence et la jeu-nesse.

L'affection pour laquelle la malade vient à l'hôpital a débuté, il y a trois mois, par un engourdissement de la jambe gauche, qui n'entrava pas complètement la marche, mais rendit néces-saire l'usage d'une canne.

Quinze jours après ce début survint inopinément une at-taque convulsive qui, d'après les renseignements que nous recueillons, a bien certainement revêtu les caractères d'un accès d'épilepsie partielle : la jambe, le membre supérieur et les muscles de la face du côté gauche ont été agités par les convulsions. La tête était déviée à gauche. Il n'y a eu aucun mouvement spasmodique à droite. A la suite de cette première attaque, les choses sont restées dans le même état où elles se trouvaient antérieurement, c'est-à-dire engourdissement avec parésie du membre inférieur gauche, sans aucun trouble para-lytique du membre supérieur du même côté.

Huit jours après, deuxième attaque ayant les mêmes carac-tères que la première. Quatre jours après, troisième attaque identique aux précédentes, mais à la suite de laquelle le bras gauche resta paralysé.

État actuel (9 mars). Il existe une paralysie flaccide du membre supérieur et du membre inférieur gauches.

Au membre inférieur, la paralysie est absolue, Tout au plus, la malade peut elle exécuter quelques légers mouvements de flexion avec l'articulation du genou. Les autres mouvements, ceux de la cuisse sur le bassin, de la jambe sur la cuisse, du pied sur la jambe, sont totalement abolis. Le membre supé-rieur est aussi fortement atteint; les mouvements du bras sont nuls, toutefois la malade peut fléchir légèrement l'avant-bras sur le bras, et la main sur l'avant-bras.

Le sensibilité générale est intacte dans tous ses modes. La sensibilité spéciale l'est également.

Les réflexes tendineux sont nuls du côté paralysé comme du côté sain.

Outre les symptômes nerveux qui précèdent, on constate que la malade est pâle, émaciée, qu'elle a de la fièvre (T. 39°,5).

L'auscultation du poumon fait percevoir au sommet droit, dans la fosse sous-épineuse en arrière, et sous-claviculaire en avant, du souffle et des râles sous-crépitants.

Le diagnostic porté d'après cet ensemble symptomatique est le suivant : tuberculose pulmonaire, tuberculose méningée. Et se fondant sur la localisation de la paralysie au membre inférieur dans les premiers temps de l'affection, M. Charcot ajoute : tuberculose méningée localisée au niveau du lobule paracentral.

11 *mars*. Même état de la motilité et de la sensibilité. Les réflexes tendineux, absents deux jours auparavant, ont reparu au coude à gauche, où ils sont plus forts qu'à droite. Ils manquent toujours au membre inférieur.

Nous constatons, en outre, un symptôme qui n'existait pas la veille. C'est un léger œdème au pourtour des malléoles de la jambe gauche.

12 *mars*. Motilité, sensibilité, réflexes comme la veille. Mais l'œdème limité hier au pourtour de l'articulation tibio-tarsienne remonte maintenant jusqu'à la cuisse, et nous constatons l'existence sur le trajet de la veine fémorale d'un cordon dur, roulant sous le doigt, peu douloureux.

13 *mars*. La malade a mal passé la nuit. Légère céphalalgie sans localisation précise. Dyspnée intense. R, 59° ; P. 120".

La paralysie motrice est toujours absolue. Le membre inférieur gauche, très œdématié, et sur lequel on constate un commencement de circulation collatérale, est incapable de tout mouvement. Il semble qu'il y a comme une subluxation paralytique de l'articulation tibio-tarsienne. Le pied est dans l'extension forcée et légèrement déjeté en dehors.

Le membre supérieur est inerte. Cependant la malade exécute quelques mouvements peu étendus d'adduction, d'abduction et de flexion de la main sur l'avant-bras. L'extension est impossible. Les muscles de ce membre supérieur, surtout ceux du bras, sont flasques et comme légèrement atrophiés. La main est violette et froide.

La sensibilité est toujours intacte.

Mort le 14 mars.

Autopsie. — Les *poumons* sont le siège de lésions tuberculeuses aux divers degrés de leur développement.

Caillot fibrineux dans la veine fémorale du côté gauche.

Encéphale : Au niveau du lobule paracentral, du côté droit, sur la face interne de l'hémisphère et à la partie inférieure des circonvolutions frontale et pariétale ascendantes, dans une très faible étendue, la pie-mère, saine sur les autres points, est adhérente. Elle est épaisse, jaunâtre, manifestement infiltrée par de petites agglomérations tuberculeuses baignées elles-mêmes dans un peu de pus. Lorsqu'on cherche à la détacher, on constate qu'elle adhère fortement à la substance cérébrale qui se laisse désagréger.

Une coupe transversale (coupe pédiculo-frontale) montre que l'infiltration tuberculeuse pénètre profondément la substance grise et un peu la substance blanche, au niveau du lobule paracentral qui est pour ainsi dire réduit à l'état de masse tuberculeuse.

Il est très remarquable qu'en dehors des lésions très prononcées dont nous venons de parler, la pie-mère et le tissu cérébral sont sains. Les lésions sont parfaitement circonscrites au niveau du lobule paracentral et de la partie la plus élevée des frontale et pariétale ascendantes.

OBSERVATION XXXII. — RÉSUMÉE.

(MM. JOFFROY et LEPIEZ. In Soc. anat. 1871).

Plaque de méningo-encéphalite-tuberculeuse du volume d'une pièce de 5 francs. Hemorrhagie dans le foyer d'encéphalite.

Dans le cours d'une tuberculose pulmonaire surviennent sans prodromes, des attaques épileptiformes qui se répètent, s'accompagnent d'hemiplégie et emportent le malade en quatre jours.

Le nommé X, âgé de 26 ans, entre à l'hôpital Lariboisière dans le service de M. DUPLAY. Il est atteint de tuberculose pulmonaire au troisième degré et porte des adénites tuberculeuses cervicales et axillaires.

L'état général et local se maintient le même jusqu'au 3 septembre. Mais dans la journée, sans aucun symptôme prodromique, le malade eut une attaque épileptiforme caractérisée par une perte de connaissance et des convulsions générales. Le lendemain matin il se plaint seulement d'un violent mal de tête au niveau de la région frontale et d'une grande lassitude. Pas de paralysie ; la parole et l'intelligence sont intactes. Le 5 septembre dans l'après-midi nouvelle attaque à la suite de laquelle on constate une légère hémiplégie gauche. La face n'est nullement deviée. Cephalalgie frontale très-vive. Le malade est plongé dans une somnolence dont on a peine à le tirer. Plusieurs attaques ont encore lieu dans la soirée du 5 et la nuit suivante. Le 6 septembre au matin le malade est plongé dans le coma ; hémiplégie complète à gauche avec flaccidité des membres ; hémiplégie faciale du même côté. Pas de deviation des yeux. Mort le 7 à 6 heures du matin.

AUTOPSIE. — Cavernes pulmonaires. Rien dans l'isthme de l'encéphale ni dans l'hémisphère cérébral gauche. Sur la surface convexe de l'hémisphère cérébral droit, on remarque au niveau de la partie médiane de la circonvolution marginale antérieure, dans un espace grand comme une pièce de 5 francs, un dépôt assez abondant de granulations tuberculeuses dans la pie-mère, qui adhère intimement à la substance cérébrale. Une coupe verticale, pratiquée à ce niveau, montre qu'au-dessous la substance cérébrale indurée est infiltrée de granulations tuberculeuses. Il y a comme une sorte de cône mal limité de substance indurée pénétrant dans l'encéphale. A la périphérie la substance est un peu rammollie et jaunâtre. Au niveau de cette encéphalite tuberculeuse, deux foyers hémorrhagiques. Un premier siège dans la substance indurée et consiste en apo-plexie capillaire ; ce foyer a environ le volume d'une noisette. A côté, mais dans un point où la substance cérébrale présen-tait un accroissement de consistance beaucoup moindre, on aperçoit un second foyer d'hémorrhagie. Il y a un caillot san-guin gros comme une noix, renfermé dans une cavité limitée par la substance cérébrale dilacérée.

L'examen microscopique a montré qu'il s'agissait d'un foyer d'encéphalite tuberculeuse.

OBSERVATION XXXIII.

(In *Études médicales* de LÉCORCHÉ et TALAMON).

Tuberculose pulmonaire. — Chute sur la tête dans l'enfance; attaques épileptiformes.—Méningite tuberculeuse ultime. Méningite de la convexité sans hydrocéphalie. Céphalalgie. Incohérence dans les paroles et dans les actes. Œil hagard. Agitation alternant avec somnolence. Ni fièvre, ni ralen-tissement du pouls.

L... âgé de 46 ans, cocher, entre le 20 novembre 1879. Les renseignement suivants sont donnés par les personnes qui l'a-mènent. A l'âge de 17 ans, il est tombé sur la tête, a perdu connaissance ; on a été obligé de le saigner. Depuis lors, il se plaignait souvent de la tête ; à plusieurs reprises, il a eu des vertiges, est tombé sans connaissance, mais il se relevait presque aussitôt après. Il y a 4 ans, forte bronchite ; depuis lors, tousse habituellement. Depuis cet été surtout, la toux a beaucoup augmenté ; amaigrissement. Au mois d'août, extinction complète de la voix.

Il y a 4 jours, il est venu de la campagne où il réside ordi-nairement, trouver un de ses parents à Paris ; il se plaignait de la tête avec insistance et avait l'air un peu égaré. On l'a conduit à l'hôpital Beaujon. Ce matin, vers midi, la personne qui l'a mené à l'hôpital, l'a vu revenir, disant que la sœur l'avait renvoyé. Il avait la figure rouge, l'air de plus en plus égaré ; il arrivait sans chapeau, ayant laissé à l'hôpital son gilet et son caleçon.

Etat actuel. Le malade est couché sur le côté gauche, les

jambes repliées, la tête sous les couvertures, dans un état de somnolence très marquée. Il faut le secouer violemment pour le tirer de sa torpeur, et obtenir quelques réponses qu'il donne comme à regret. Il se plaint de la tête ; la lumière lui fait mal aux yeux; il a vomi une fois avant-hier. Pas de raideur, ni de paralysie. Pupilles rétrécies. Pouls à 75, un peu inégal. Toux fréquente, crachats verdâtres ; râles cavernuleux et souffle bronchique aux deux sommets. Foie gros, débordant les fausses côtes, douloureux à la pression. — Constipation. Temp. rect. 37°,4.

21 *Novembre.* Agitation cette nuit ; il s'est levé, a voulu s'habiller; la garde a eu beaucoup de peine à le faire coucher. Même état de somnolence ; air d'hébétude ; se plaint toujours de la tête. Pas de fièvre. — Calomel. Vésicatoire à la nuque.

23 *Novembre.* Délire et agitation la nuit. Le jour, somnolence demi-comateuse. Quand on l'interroge, il répond avec peine, d'un air de mauvaise humeur, comme quelqu'un ennuyé d'être dérangé. Pas de strabisme ni de raideur de la nuque ; pupilles rétrécies.

Cet état persiste sans modification nouvelle intéressante, jusqu'à la mort qui survient le 26 au soir.

Autopsie, faite 38 heures après la mort.

Encéphale : Liquide louche, blanc-verdâtre, dans les mailles de la pie-mère de la convexité; un peu de pus concret, verdâtre sur la partie antérieure du vermis supérior; exsudat opalescent, plutôt blanchâtre, dans les scissures de Sylvius. Le chiasma, la protubérance, l'héxagone sont à l'état normal. Les granulations tuberculeuses sont très rares ; elles sont disséminées discrétement sur le vermis du cervelet, plus abondantes dans les deux scissures sylviennes, dont les méninges sont fortement injectées et épaisses par un exsudat fibrineux. Pas de granulations à la convexité. La pie-mère est un peu adhérente par places au niveau des lobes frontaux. Ventricules non dilatés, pas de liquide en excès. A la coupe, le cerveau n'est pas ramolli, il paraît sain ; il existe seulement un piqueté assez abondant, et la surface de section se recouvre rapidement de gouttelettes de sang.

Poumons : Induration fibroïde des deux sommets, qui sont creusés de petites cavernes et semés de granulations caséeuses. Les lobes inférieurs sont très congestionnés, d'un rouge noirâtre, semés de fines granulations grises sur la surface de section; exsudat fibrineux, récent, sur le lobe inférieur droit, sans épanchement pleural.

Péricarde et cœur à l'état normal.

Foie : A la face supérieure du foie et sur la face inférieure du diaphragme, injection vive, très serrée, formée de fins réseaux vasculaires de couleur violacée. Toute cette face supérieure est recouverte d'une légère couche d'un exsudat fibrino-purulent récent. On n'y voit pas à l'œil nu de granulations. Le foie est gros, un peu dur, d'une couleur jaunâtre diffuse. Pas de tubercules.

Rate : Volumineuse, d'un rouge noirâtre ; consistance un peu augmentée ; capsule épaissie.

Reins: Volume normal ; congestion intense ; ils sont gorgés de sang, d'un noir violacé.

Pas de lésions de l'estomac ou de l'intestin.

Observation XXXIV.

(In *Études médicales* de Lecorché et Talamon).

Tuberculose pulmonaire et laryngée.
Phénomènes cérébraux ultimes, monoplégie brachiale droite, aphasie transitoire, délire maniaque.
Ni vomissements, ni contracture, ni troubles de la vue, ni irrégularité du pouls.

H..., âgé de 34 ans, employé de commerce, entré le 30 janvier 1879. Malade depuis 4 ans, fluxion de poitrine grave à cette époque, depuis lors n'a pas cessé de tousser et de s'amaigrir. Il y a trois mois, la voix est devenu rauque et éraillée ; depuis six semaines, complètement éteinte.

État actuel: Facies cachectique de la 3e période de la phthisie, émaciation squelettique. Aphonie complète, douleur dans les oreilles. Déglutition difficile, ne peut boire que de l'eau gommée. Salivation incessante, crachats salivaires mousseux, à chaque instant, obligé de s'interrompre pour cracher. La nuit, quand il se réveille, il a la bouche remplie de salive. Pas d'ulcérations de la gorge. Il y a huit jours, M. Gouguenheim a constaté au laryngoscope des ulcérations des cordes vocales.

Excavation et ramollissement de toute la moitié supérieure du poumon gauche, à droite souffle bronchique, quelques craquements humides. Pas de diarrhée.

9 février La nuit dernière, le malade en essayant de prendre son verre, l'a laissé tomber deux fois, il a été très agité de petites secousses, de petits tremblements, surtout marqués dans les mains, il prend bien un objet, mais il le tient difficilement ; la force est très affaiblie. Il ne peut résister quand on veut lui étendre le coude. Pas de contracture, aucun trouble de la sensibilité, ni fourmillements, ni engourdissement. Rien à la face, ni du côté de la jambe droite.

10 février, agitation dans la nuit, un peu de délire de paroles. Pas de vomissements, il continue à se plaindre de la tête, pupilles égales. Tremblements dans les doigts de la main droite, surtout quand on lui soulève le bras ou quand il essaye de prendre quelque chose.

12 février. Le soir, vers quatre heures, le bras est devenu complètement impotent. Le malade ne peut plus le soulever, il peut seulement le maintenir un instant en l'air, rien du côté de la jambe. Il ne peut plus parler, quand on l'interroge, bien qu'il paraisse comprendre, il répond toujours : sortiment, sortiment, d'une manière automatique. Il ne fait pas de gestes d'impatience et ne paraît pas chercher ses mots. On lui demande son nom: sortiment, sortiment. On lui présente un verre, il prend le verre de la main gauche et boit, mais quand on veut lui faire dire ce qu'il tient ou ce qu'il boit ; il répond le même refrain, de la même voix monotone: sortiment, sortiment. L'œil est un peu égaré, hagard, pupilles égales. Pouls à 98°. Peau chaude. Pas de vomissements.

13 *février*. Ce matin, la parole est revenue; il répond aux questions, dit son nom, son âge, nomme les objets sans difficulté. Regard un peu égaré, il ne paraît pas toujours comprendre ce qu'on lui demande. Le bras est revenu au même degré de parésie incomplète qu'avant l'aggravation d'hier soir; le malade peut le soulever et remuer les doigts. Pouls à 90°, pas d'irrégularités.

Dans la journée, le malade est pris d'un hoquet incessant qui dure jusqu'à 6 heures du soir. Pas de vomissements. Il perd de nouveau et complètement l'intelligence.

Il se livre à des gestes et à des actes obscènes en présence de sa femme. Le soir, il est absolument privé de raison, il n'y a plus d'aphasie, mais il ne fait aucune attention à ce qu'on lui dit, il est en proie à une grande agitation. A plusieurs reprises, il saute à bas de son lit et veut s'habiller. Le bras droit retombe flasque, quand on le soulève, avec quelques tremblements. Sensibilité intacte. Pupilles égales. Pouls à 100, régulier. Peau chaude.

14 *février*. Délire tranquille, le malade comprend ce qu'on lui dit, mais il se trompe sur les lieux, les dates, il se croit dans une mercerie, il reconnaît sa femme, mais un instant après, il s'imagine qu'il y a deux jours qu'il ne l'a vue. La face est un peu rouge, le regard égaré. Tout d'un coup il saute brusquement hors de son lit, va s'asseoir dans un fauteuil, on a toutes les peines du monde à le recoucher. Le bras droit est toujours paralysé, la face n'est pas déviée. Dans la journée, délire érotique très prononcé; il ne cesse de se masturber avec fureur, il veut embrasser la garde, etc.

Mort dans la soirée.

L'autopsie n'a pas été accordée.

OBSERVATION XXXV. — RÉSUMÉE.

(M. OLLIVIER, in Thèse de Hahn, 1874).

Chez un phthisique, méningite tuberculeuse ayant évolué lentement sans attirer l'attention. Intelligence intacte. Quel-

*ques jours avant la mort, aphasie subite, sans avoir été
précédée, ni suivie de céphalalgie, de vertiges ou de perte
de connaissance. Hémiplégie faciale.*

Le nommé G., maçon, âgé de 30 ans, est admis le 15 mai
1871 à la Charité.

Tousse depuis 5 mois. Actuellement, signes de tuberculose
pulmonaire au 3ᵉ degré. Pas de vomissements. Diarrhée assez
fréquente. L'intelligence est nette, la parole facile ; aucun
trouble de la sensibilité, ni de la motilité. Ni sucre, ni albumine.

Le 18 mai, on constate de nouveaux symptômes qui se sont
développés la veille au soir, sans que le malade ait éprouvé
ni céphalalgie, ni vertiges ou perte de la connaissance : hémiplégie faciale droite sans troubles de la sensibilité à la face,
sans modifications de la motilité, ni de la sensibilité aux
membres ; aphasie, l'intelligence paraissant lucide et le malade se faisant comprendre par signes. Il indique des douleurs
vives dans le ventre. Diarrhée sans mælena.

Les jours suivants, l'état ne fait que s'aggraver, et le
1ᵉʳ juillet, il succombe par la dyspnée, la toux et la diarrhée.

Autopsie. — Méninges épaissies et adhérentes, mais sans
exsudat fibrino-purulent. Le lobe gauche présente un notable
degré de ramollissement. Méninges épaissies à la base du cerveau et dans les scissures de Sylvius. Elles contiennent de
petites granulations tuberculeuses. Ces granulations sont très
nombreuses, très confluentes au niveau de la scissure sylvienne du côté gauche ; en outre, l'artère sylvienne gauche
est englobée dans des brides méningées très épaisses, qui la
compriment d'une façon manifeste.

Les ventricules latéraux contiennent une notable quantité
de sérosité. Le trigone est ramolli.

Cavernes dans les poumons.

Ulcérations tuberculeuses dans l'intestin.

Observation XXXVI. — Résumée.

(In Thèse de M. Chateaufort, 1878).

*Méningite cérébro-spinale tuberculeuse. Début
par des accidents médullaires.*

Une femme de 39 ans présente des signes de tuberculose
pulmonaire. Elle est prise un jour de douleurs dans les reins
et dans les membres inférieurs, au voisinage des articulations
qui, cependant, sont saines.

Fièvre et abattement. Bientôt apparait une hyperesthésie
considérable du tégument sur les jambes et sur les cuisses,

les muscles du tronc deviennent rigides et le corps se soulève tout d'une piece ; des crampes, des soubresauts de tendons se produisent dans les membres ; les jambes s'affaiblissent, puis se paralysent; la vessie devient inerte et l'on doit pratiquer le cathétérisme ; le rectum ne se débarrasse plus des matières qu'il contient. Peu à peu la contracture gagne les muscles du cou, de la nuque et des bras ; du délire survient avec du strabisme ; puis le coma apparaît et le malade succombe avec une large eschare au sacrum.

L'autopsie montre une méningite tuberculeuse qui, partie des enveloppes de la moelle au niveau du ronflement lombaire, remontait peu à peu jusqu'aux enveloppes du cerveau.

Observation XXXVII.

(M. Troisier. In Th. de Gardin, 1873, p. 55).

Méningite cérébro-spinale tuberculeuse. — Prédominance des symptômes médullaires. — Cachexie de misère. — Début de la méningite par faiblesse des membres inférieurs et douleurs dorso-lombaires. — Cette parésie motrice et sensitive se complète par un peu de contracture des membres supérieurs. — Mort sans autres phénomènes cérébraux que de l'hébétude.

Le nommé R..., ancien comptable, âgé de 48 ans, entra dans le service de M. Vulpian, à la Pitié, le 24 mars 1873. Cet homme présentait un état cachectique très avancé ; il était d'une maigreur extrême. La peau et les muqueuses étaient décolorées. Il existait de larges ecchymoses spontanées (?) sur l'avant-bras et les cuisses. Souffle anémique du premier temps à la base du cœur. Le malade ne tousse pas ; l'examen de la poitrine est tout à fait négatif. Le ventre n'est pas douloureux à la pression ; pas de diarrhée.

R... fait remonter sa maladie à l'année de la guerre, mais c'est surtout depuis le mois de décembre 1872 qu'il a senti ses forces diminuer et que l'amaigrissement a fait de notables progrès. Au bout de trois semaines de séjour à l'hôpital, il s'était sensiblement amélioré et il fut envoyé à l hospice de convalescence de Vincennes. Il rentre dans le service le 30 avril. Il se plaint d'éprouver une très grande faiblesse et accuse de la fièvre tous les soirs. Il y a rétention d'urine. L'examen de la poitrine et de l'abdomen ne révèle rien. Le malade reste dans le même état pendant quelques jours, étendu sur le lit, à demi somnolent. Le 4 mai, il se plaint de douleurs dans la région dorso-lombaire ; on remarque, en le faisant asseoir, de la raideur de la nuque et du tronc ; la tête est renversée et il est

difficile de la ramener en avant. Les bras et les avant-bras
sont également légèrement contractés. La rétention d'urine
persiste ; incontinence des fèces, T. A. = 38°,4.

5 *mai*. Au soir, le malade remue difficilement les membres
inférieurs.

6 *mai*. Il existe une paraplégie complète ; les membres inférieurs sont flasques, complètement privés de mouvement ; le
contact n'est pas perçu ; le pincement de la peau est senti à
droite, et l'on peut déterminer de ce côté, par le chatouillement de la plante du pied, des mouvements réflexes peu étendus d'extension des orteils et de flexion du pied. A gauche, on
ne peut pas déterminer de mouvements réflexes, et il y a un
diminution de la sensibilité de la douleur. Les mouvements de
membres supérieurs sont conservés, ainsi que la sensibilité de
la douleur ; le contact simple, le frottement ne sont pas sentis.
Le malade n'a pas perdu connaissance, mais il a l'air hébété,
il a la figure sans expression et paraît tout à fait étranger à ce
qui se passe autour de lui. Pas de strabisme.

Il mourut le 7 *mai* dans l'après-midi. Au moment de la visite
du matin, on avait constaté la contracture des deux membres
supérieurs, surtout du droit. L'urine ne contenait ni sucre, ni
albumine.

AUTOPSIE, faite le 8 mai. — *Cavité crânienne :* Quantité considérable de liquide céphalo-rachidien. Les méninges qui recou-
vrent l'encéphale sont très épaissies, à la base surtout. Les
scissures de Sylvius, surtout celle du côté droit, la partie antérieure de la scissure interhémisphérique sont le siège d'amas
de granulations grises tuberculeuses. On en trouve aussi sur
le reste de l'étendue des méninges, particulièrement au fond
des anfractuosités, et même à la périphérie des circonvolutions ; mais, en ces points, elles sont disséminées et peu nombreuses.

En étalant les méninges, on voit que ces granulations siègent
au voisinage de fines ramifications artérielles, et sur les parois
vasculaires elles-mêmes ; on en voit également en dehors des
vaisseaux. Les méninges du cervelet sont très épaisses, mais
ne contiennent pas beaucoup de tubercules. Les artères de la
base de l'encéphale ne sont pas scléreuses. Les méninges
épaissies leur forment comme un manchon filamenteux. Pas
de lésions de l'encéphale (circonvolutions et centres).

Cavité rachidienne : Les méninges de la face intérieure du
bulbe rachidien sont très épaissies. Il n'y a pas d'épaississement notable de la pie-mère sur la face antérieure et sur les
faces latérales de la moelle épinière ; mais sur la face postérieure, surtout dans la région dorso-lombaire, on voit que la
pie-mère et l'arachnoïde sont très épaissies, grisâtres, filamen-
teuses et contiennent un assez grand nombre de granulations
tuberculeuses.

Les vaisseaux qui rampent sur la face postérieure de la
moelle sont gorgés de sang ; ils ne sont oblitérés en aucun

point. La moelle épinière à l'état frais paraît saine (pas de portion ramollie). Quelques granulations disséminées au sommet du poumon gauche et sur la plèvre droite. Quelques granulations sur le péritoine diaphragmatique et sur la face convexe du foie.

OBSERVATION XXVIII

(M. HUTINEL. *Bull. Soc. Anat.*, 1874).

Méningite cérébro-spinale tuberculeuse. Tuberculose généralisée.
Méningite développée surtout au niveau du pédoncule cérébral droit. Début par bizarreries de caractère. Hémiplégie subite et transitoire du côté gauche. Bientôt parésie des membres infer. Exagération des réflexes; douleurs lancinantes. Fièvre. Ni vomissements ni ralentissement du pouls.

Le nommé Louvel Dominique, âgé de 37 ans, entre le 24 avril 1874 à la Charité (service de M. BOURDON), salle Saint-Louis, n° 17.

Cet homme avoue des excès alcooliques nombreux. Il a eu la syphilis à l'âge de 20 ans; soigné pendant assez longtemps par Cullérier, il n'a vu paraître depuis lors aucune manifestation syphilitique.

Au mois d'octobre 1873, il fut atteint d'une pleurésie qui occupa le côté droit et fut traitée par les vésicatoires; il garda le lit pendant 2 mois et conserva ensuite un affaiblissement qui lui rendit, jusqu'au mois de mars, tout travail impossible. Sans tousser beaucoup il avait la respiration gênée, s'essoufflait facilement et dépérissait de jour en jour; il crachait peu; les sueurs nocturnes étaient abondantes; pas de diarrhée; digestions lentes, pénibles, mais pas de vomissements.

Quinze jours environ avant son entrée à l'hôpital, il essayait de travailler, quand il fut pris subitement, mais sans perte de connaissance, d'un affaiblissement tel du membre supérieur gauche qu'il laissa tomber l'instrument qu'il tenait à la main. En même temps, sa jambe gauche fléchissait sous lui, sa face déviait vers la droite, et il était obligé de prendre une voiture pour rentrer chez lui. Ces troubles de la mobilité diminuèrent rapidement, car 5 à 6 heures après leur apparition, il put sortir pour faire une commission, mais il lui fut alors impossible de dire ce qu'il venait chercher. Il avait déjà eu, au dire de sa femme, des moments d'excitation et des bizarreries de caractère, de sorte qu'il n'attacha pas beaucoup d'importance à ces phénomènes.

Il lui resta cependant, à partir de ce moment jusqu'à son entrée à l'hôpital, un affaiblissement très notable de toute la moitié gauche du corps. Ce qui le décida à se faire soigner, ce fut l'apparition de douleurs vives dans les jambes et dans la tête, douleurs survenant par poussées aussi bien le jour que la nuit, et sans localisation bien précise. Pas de vomissements au moment de ces douleurs. Constipation opiniâtre.

25 avril. Le malade, amaigri, a le teint bronzé, la mine cachectique ; la peau est chaude et moite, les pommettes sont un peu rouges, la toux est rare. pas d'expectoration, pas de douleurs dans les parois thoraciques. Quelques craquements secs au sommet du poumon gauche, submatité vers le tiers supérieur du poumon droit, en arrière ; à ce niveau, souffle profond à timbre un peu creux. Pas de gargouillements.

Rien au cœur. Pouls régulier, un peu fréquent, 80 puls. Langue sale, un peu poisseuse ; inappétence ; constipation. Un peu de sensibilité de l'abdomen, surtout vers la partie inférieure ; pas de ballonnement. Le foie et la rate n'ont pas un volume exagéré. Miction facile, pas d'albumine dans l'urine. Affaiblissement de la motilité dans tout le côté gauche. La pupille de ce côté est dilatée et paresseuse. La vue est un peu affaiblie. Il y a des bourdonnements d'oreilles et des vertiges. La sensibilité est partout conservée ; dans les membres inférieurs les mouvements réflexes sont énergiques. La paralysie est actuellement moindre, dit le malade, que dans les jours qui suivirent immédiatement son apparition.

La tête est le siège de douleurs sus-orbitaires très vives. Les membres inférieurs, demi-fléchis, sont également douloureux au niveau des genoux et des malléoles. La palpation et la pression n'exagèrent pas notablement ces douleurs, Il n'y a pas d'épanchement articulaire, pas de localisations bien nettes des douleurs, pas d'irrégularité des tibias ; les souffrances ont presque le caractère des douleurs fulgurantes ; elles s'accompagnent de crampes fréquentes et de soubresauts des tendons. On pense à des douleurs de cause spinale et on administre du bromure de potassium.

Les jours suivants, la fièvre s'accentue, les soubresauts des tendons et l'excitabilité réflexe augmentent ; les douleurs diminuent légèrement ; il y a un peu d'agitation.

30 avril. Les membres inférieurs se meuvent avec beaucoup de difficulté. Incontinence d'urine ; la vessie se vide bien. Le plus léger contact sur les membres inférieurs et le long de la colonne vertébrale, provoque des mouvements douloureux semblables, par leur brusquerie, à des secousses électriques. L'état général est devenu très grave.

1er et 2 mai. Prostration ; coma vigil. Le ventre se ballonne et devient douloureux, la peau est chaude et moite. Les pupilles sont très inégales. Tous les mouvements sont douloureux.

3 mai. Les mouvements des jambes sont très lents et très pénibles, même sous l'influence des excitations ; cependant il n'y a pas de paraplégie vraie.

4 mai. Affaissement considérable, commencement d'eschare au sacrum, incontinence de l'urine et des matières fécales.

5 *mai*. Etat général déplorable.

6 *mai*. Le malade est à l'agonie, il meurt à 6 heures du soir.

Autopsie. — Le *poumon droit* est adhérent dans presque toute son étendue. Il est criblé de granulations tuberculeuses. Au sommet, on trouve une induration très étendue, avec des myriades de granulations, mais pas de cavernes. Le *poumon gauche* est également criblé de tubercules. La *plèvre viscérale* est parsemée de granulations tuberculeuses qui font relief à sa surface. *Cœur* parfaitement sain.

Les organes contenus dans l'*abdomen* adhèrent les uns aux autres, mais faiblement. Le grand épiploon est semé de granulations que l'on voit parfaitement par transparence ; la tunique séreuse de l'intestin présente aussi de nombreux tubercules.

Les *reins* congestionnés laissent voir, à leur surface, quand on les décortique, plusieurs granulations assez volumineuses.

Le *foie* adhère assez intimement aux parties voisines. Sa surface est criblée de petits grains demi-transparents, très nombreux, de nature tuberculeuse.

A l'ouverture du *crâne*, il s'écoule une quantité de sang plus grande que de coutume. Sur la face convexe du cerveau, les méninges sont épaissies, rouges, semées de granulations. Quand on essaie de décoller la pie-mère, on enlève en certains points de petites lames de la pulpe cérébrale sur les pédoncules cérébraux surtout à droite ; des masses rougeâtres, épaisses, granuleuses, étreignent la substance nerveuse. Lorsque ces masses sont enlevées (et elles se détachent assez facilement], on ne constate pas à ce niveau d'altération de la substance des pédoncules ou de la protubérance. Dans les scissures de Sylvius, la pie-mère épaissie est recouverte par des granulations tuberculeuses en nombre considérable. On fait sur le cerveau de nombreuses coupes, on divise la substance cérébrale en minces feuillets, sans pouvoir trouver un foyer limité d'hémorrhagie ou de ramollissement. On examine avec beaucoup de soin les couches optiques, les corps striés, la protubérance, le bulbe, sans rien trouver. Le pédoncule cérébral droit, au point où il semblait comprimé, paraît être un peu plus mou à sa surface que du côté gauche.

L'ouverture du canal rachidien donne issue à une forte proportion de sang noir. La moelle est enlevée assez facilement, et après l'incision de la dure-mère, on trouve, sur le feuillet pariétal de l'arachnoïde (face interne de la dure-mère), un petit piqueté granuleux, surtout apparent quand on examine la pièce obliquement éclairée par le soleil. Ces points correspondent à de petites saillies formées par des granulations tuberculeuses. Sur la moelle encore revêtue de la pie-mère et de l'arachnoïde, on observe de nombreuses taches blanchâtres irrégulières, masquant en plusieurs points l'origine des racines nerveuses et les vaisseaux de la moelle. En les examinant de près, on voit que ces taches sont constituées, en partie, par des exsudats fibrineux se détachant assez facilement. On distingue aussi des granulations tuberculeuses en nombre assez considérable. Ces taches méningitiques sont abondantes surtout à la face postérieure de la moelle, au niveau du renflement cervical et au niveau du renflement lombaire. Celles qui existent à la face antérieure sont moins étendues et moins épaisses. On voit des granulations sur les ligaments dentelés, et on en aperçoit quelques-unes entre les nerfs de la queue de cheval.

OBSERVATION XXXIX. — RÉSUMÉE.

(M. RENDU. In *France médicale*, 1883.)

Méningite tuberculeuse primitive. — Prédominance des lésions et des symptômes médullaires.

Le nommé Eugène P..., âgé de 16 ans, bijoutier, vient à pied à la consultation de l'hôpital Tenon, le 11 décembre 1882. C'est un jeune garçon assez grêle, d'apparence chétive, bien proportionné néanmoins et régulièrement conformé. Pas de maladies antérieures. Malade depuis cinq jours; à l'examen, il présente tous les symptômes d'une fièvre typhoïde. Fièvre intense, température 37°, pouls 110. Le ventre est douloureux à la pression, mais non ballonné; pas de gargouillement, pas de taches rosées; constipation.

Le 18 *décembre*, douze jours après le début de la maladie, augmentation des douleurs abdominales, distension de la vessie qui remonte jusqu'à l'ombilic; on pratique le cathétérisme et l'on constate une paresse de la vessie plus grande que dans la fièvre continue. Délire pendant toute la nuit.

19 *décembre*. La rétention d'urine persiste ; les deux membres inférieurs commencent à se paralyser; impossibilité absolue au malade de soulever ses jambes et difficulté très grande pour les mouvoir latéralement dans le plan du lit. Obtusion de la sensibilité cutanée; retard dans la perception des impressions sensitives. Conservation et exagération douloureuse des réflexes. Il semblait y avoir une excitation de l'axe gris : gonflement et demi-érection de la verge.

L'apparition de cette paraplégie faisait envisager l'affection du malade sous un jour tout nouveau évidemment; il ne s'agissait point d'une dothiénentérie compliquée d'accidents spinaux, mais bien d'une myélite qui, par sa marche rapide, provoquait des symptômes généraux d'apparence typhoïde. L'abattement, la persistance du délire reparaissant toutes les nuits et quelquefois pendant le jour quand le malade s'endormait, paraissaient insolites dans cette myélite. Néanmoins on

porta le diagnostic de myélite aiguë centrale et l'on craignit
l'excursion possible de l'inflammation vers les segments supérieurs de la moelle.

20 décembre. Malgré un traitement révulsif énergique, la
paraplégie avait empiré. Douleurs lombaires, sensation de
constriction thoracique, érection plus manifeste, perte de la
motricité et sensibilité plus accentuée. Etat général mauvais ;
apparence typhoïde ; le malade répond aux questions, bien
qu'avec beaucoup de lenteur.

21 décembre. Paralysie motrice complète ; sensibilité
nulle ; urines ammoniacales et purulentes ; même état cérébral ; les membres supérieurs restent indemnes. Nouveau
traitement révulsif.

22 décembre. Affaiblissement marqué des bras ; le malade serre difficilement la main. Paraplégie complète des
membres inférieurs ; contracture de la nuque. La somnolence
a remplacé la période d'excitation cérébrale ; eschare au
sacrum sur la ligne médiane.

23 décembre. La paralysie semble stationnaire, le malade
offre tous les signes de l'état méningitique. L'apparence méningitique est tellement accusée, que l'on porte le diagnostic
de méningite cérébro-spinale d'origine tuberculeuse.

24 décembre. Mieux sensible, douleur intense à la tête :
le malade porte obstinément la main à son front. Le réflexe
palpébral est toujours aboli.

25 décembre. Abattement moins prononcé, l'enfant paraît
plus éveillé ; cependant il y a des indices annonçant une fin
prochaine. Yeux excavés, langue sèche, conjonctives et cor-
nées recouvertes d'un mucus vitreux, pouls fréquent ; depuis le
commencement de la maladie, est devenu presque imperceptible et d'une petitesse excessvie ; dans la soirée, râle trachéal.
Mort dix-neuf jours après le commencement des accidents.

Autopsie, le 29. — *Région spinale postérieure*. Lésions
de la dure-mère peu appréciables. A la partie moyenne de la
région dorso-lombaire, quelques adhérences réunissant l'arachnoïde et la dure-mère. Arborisation circonscrite à la face
interne de la dure-mère.

Aspect louche de la pie-mère, exsudat épais vers le renflement lombaire et à l'origine des nerfs de la queue de cheval,
congestionnés, rouges, reliés par des tractus fibreux et des
petites brides inflammatoires.

Région spinale antérieure. Lésions de même ordre, mais
moins prononcées : compression de la veine médiane centrale,
masquée par des exsudats.

Ces exsudats sont jaunes de granulations caséeuses confluentes. A la loupe, les tractus des adhérences présentent de
petits nodules miliaires transparents semblables à de très fins
tubercules. La dissection des petits vaisseaux qui rampent
à la surface de la pie-mère présente des chapelets de nodosités
tuberculeuses, d'autres ont une gangue tuberculeuse formant

manchon ; enfin, à la surface interne de la dure-mère, au niveau du renflement lombaire, se voit une grosse granulation
caséeuse du volume d'une petite lentille, entourée d'une
aréole rouge inflammatoire. La moelle est un peu injectée,
léger degré de ramollissement superficiel au niveau du renflement lombaire ; au-dessus elle paraît normale. Toute la région
cervicale supérieure et la moelle allongée paraissent normales
à l'œil nu.

Examen du cerveau. Congestion des hémisphères, plaques de rougeur circonscrites et îlots de vascularisation dans
les régions frontale et pariétale. Une demi-douzaine de granulations tuberculeuses sur la convexité des hémisphères. Adhérence de la pie-mère dans la scissure de Sylvius et à la base
elle est épaissie, parsemée de granulations miliaires transpa-
rentes, semblables à des grains de semoule. Ces granulations
se retrouvent au voisinage du chiasma des nerfs optiques. Liquide céphalo-rachidien peu abondant, le septum lucidum et
la voûte à trois piliers sont intacts, les ventricules latéraux
paraissent un peu plus dilatés qu'à l'état normal.

Poumons congestionnés, pas de tubercules ; *reins, rate*
hyperhémiés.

OBSERVATION XL. — RÉSUMÉE.

(M. DAREMBERG. In *Arch. de Méd.*, 1883).

*Méningite tuberculeuse. Prédominance des symptômes
spinaux. Prodromes cérébraux éloignés.*

N. B..., âgé de 33, ans est pris en 1876, d'une pleurésie
double. Trois mois après il était guéri. Mais il reste une
extrême irritabilité de caractère et une paresse excessive contrastant avec son activité accoutumée. *Deux ans après*, bronchite droite et douleurs atroces dans les jambes et les reins
sans troubles de la vessie ou du rectum au début. Les douleurs vont en augmentant et nécessitent l'usage quotidien des
injections de morphine. Les membres inférieurs et les fesses
s'atrophient ; rétraction des muscles du bassin, et impossibilité presque absolue de la marche. Constipation.

Les choses persistent ainsi (1878-1881) quand survient une
poussée granuleuse aiguë dans le poumon gauche. En quinze
jours elle s'arrête, et trois jours après B... est pris de vomissements incoercibles, de délire avec cris hydrencéphaliques.
Le lendemain, aphasie ; B... reste très bavard, commence très
correctement ses phrases et les finit de la façon la plus burles-
que : il lui est impossible de dénommer les personnes et les
objets. Pour écrire ses réflexions sur son état, il trace une première ligne très sensée, puis à la seconde il répète trois ou
quatre fois le même mot sans s'en apercevoir, et à la troisième

ce n'est plus qu'un griffonnage insensé; il s'en aperçoit et jette la plume découragé. Le même fait se passe d'une façon absolument identique si on lui dicte une longue phrase.

Les jours suivants l'aphasie augmente; il survient du strabisme, de l'inégalité des pupilles, un délire furieux. Coma, météorisme abdominal et mort. Pas d'AUTOPSIE.

OBSERVATION XLI. — RÉSUMÉE.

(M. DAREMBERG. In *Arch. gén. de méd.*, 1883).

Troubles cérébraux ; paresse intellectuelle et insouciance excessive survenant un an avant la tuberculose intestinale et pulmonaire, deux ans avant la méningite tuberculeuse confirmée.

Mme A..., âgée de 22 ans, présente dans le cours d'une bonne santé, un changement notable de caractère : paresse intellectelle, insouciance générale aux plaisirs du monde et aux joies de la famille. Un an après elle est prise de diarrhée continuelle avec épreintes continelles et des selles précipitées. Même au bout de plusieurs mois, elle ne s'inquiète nullement de son état. Inappétence, amaigrissement, faiblesse. Premiers signes de tuberculose pulmonaire en décembre 1881. A ce moment elle est un peu maigre, mais a l'apparence encore alerte. A toutes les questions qu'on lui pose sur son état, elle répond avec une indifférence complète et ne semble pas avoir conscience des symptômes qu'elle éprouve. Dans les renseignements que fournit sa famille, on ne peut trouver aucune cause, aucun chagrin qui explique ce désintéressement absolu, cette apathie cérébrale. Les signes pulmonaires augmentent peu à peu, ainsi que la faiblesse; et la fièvre s'élève. La malade reste de plus en plus insouciante de son état.

Au commencement de mars 1882, quelques vomissements. Le 25 *mars*, un peu d'albumine dans l'urine. Le 2 *avril* grande irrégularité du pouls et légère glycosurie. Le lendemain, crise de vomissement incoercible. Le 11 empâtement de la parole, anurie presque complète, constipation, dilatation pupillaire, grattement furieux du nez. Le 14, douleurs de tête, somnolence. Le 15 crise de cris atroces, perte absolue de connaissance ; puis surviennent, à plusieurs reprises dans la journée, des crises épileptiformes. Ces convulsions se répètent plusieurs fois dans la soirée du 15 et la journée du 16. Le 17 coma et mort. Pas d'AUTOPSIE.

OBSERVATION XLII. — RÉSUMÉE.

Méningite cérébro-spinale tuberculeuse. Tuberculose généralisée.
Longtemps avant tout symptôme appréciable de méningite, troubles cérébraux qui ont probablement (?) fait commettre des actes ayant motivé une incarceration.

David V..., agé de 18 ans, estampeur, était détenu à la prison de la Santé depuis le 10 octobre 1873. Dès les premiers jours de son incarcération, ses co-détenus avaient remarqué que sa raison n'était pas parfaitement saine et cet état, loin de s'améliorer, s'accentuait insensiblement chaque jour. Dès les premiers jours de novembre il commença à se plaindre de maux de tête qui l'amenèrent à diverses reprises à la visite du matin, mais ne furent pas jugés assez sérieux par le medecin de la maison pour le faire admettre à l'infirmerie.

Quatre jours avant son entrée à l'infirmerie, le gardien de nuit dont l'attention avait été attirée par sa respiration bruyante et ses plaintes, pénétra dans sa cellule avec l'infirmier-major et le trouva debout, se promenant avec agitation. A sa vue, il s'arrêta et lui demanda : « Que venez-vous faire ici, je ne vous ai pas appelé »; puis il lui tourna le dos et continua sa promenade, les yeux fixés à terre, se parlant à lui-même et gesticulant comme en proie à une vive préoccupation. Le gardien lui demandant s'il était malade, s'il souffrait, il lui repondit qu'il se portait parfaitement et n'avait que faire de sa présence.

Le lendemain et le surlendemain la même scène se reproduisit, à la suite de laquelle on dut le faire entrer à l'infirmerie de la maison. Il était fort abattu et courbaturé. On le soupçonnait, et probablement avec raison, de se livrer à l'onanisme. Il ne s'était jamais plaint de tousser et ne crachait pas du tout.

Les jours suivants, la méningite tuberculeuse cérébro-spinale évolua suivant le type commun, sauf qu'on nota l'absence de vomissements et de ralentissement du pouls.

AUTOPSIE. — Méningite cérébro-spinale avec granulations, exsudats fibrino-purulents et hydrocéphalie, tuberculose aiguë d'autres organes.

Observation XLIII. — Résumée.

(M. Daremberg. In *Arch. de Méd.* 1883).

*Troubles cérébraux précédant de 4 ans la méningite tuber-
culeuse et de 2 ans la tuberculose pulmonaire.*

Homme de 41 ans, vigoureux, suivant une bonne hygiène.
Santé parfaite jusqu'à l'âge de 37 ans. A ce moment, le caractère se modifie sans raisons ; il se montre paresseux, craintif
et lui qui était la douceur même, devient inquiet, impatient,
emporté. Cet état persiste ainsi sans autres phénomènes bien
saillants pendant 18 mois, jusqu'au commencement de l'hiver
de 1877. Apparition à cette époque d'une ostéo-périostite
costale suivie d'abcès pleural et en fin de compte de phtisie
pulmonaire. Après diverses médications, tous ces accidents
étaient en fort bon état d'amélioration (décembre 1878). Le
malade avait retrouvé sa gaité et sa douceur. A la fin de mars
1879, début brusque d'une névralgie fronto-occipitale rébelle.
Quelques jours après, accablement, torpeur ; un soir on a peine
à l'arracher au sommeil d'où il sort hébété sans pouvoir articuler une parole, délire la nuit. A la suite d'une purgation
énergique, rémission considérable pendant trois jours ; les
seuls symptômes qui persistent sont de l'hébétude au réveil
et des soubresauts des tendons pendant la nuit. Le jour suivant
alternatives de divagation et de somnolence. Puis coma, hémiplégie droite sans déviation oculaire et mort le 11e jour après
le premier accès de somnolence.
Pas d'autopsie de l'encéphale.

Observation XLIV. — Résumée.

(M. Daremberg. In *Arch. génér. de Méd.* 1883).

Méningite tuberculeuse à forme fruste.
*Changements de caractère, diminution progressive des fa-
cultés intellectuelles trois ans avant l'apparition de la tuberculose pulmonaire. Amélioration des symptômes pulmonaires jusqu'au moment où survient un délire maniaque qui dure trois mois. Coma trois jours avant la
mort.*

M. L... en 1876 était inquiet, morose et taciturne depuis trois
ans. Son esprit autrefois brillant devenait paresseux, ses fami-
liers remarquait chez lui des impatiences souvent injustes.
Cependant la santé générale était excellente, quand à la fin de
1876 un de ses enfants à la suite d'une blessure légère fut em-

porté en deux jours par le tétanos. M. L... devint de plus en plus taciturne, insouciant de ce qu'il aimait autrefois. En 1877, il commença à tousser. En 1878, il avait une caverne dans le poumon et il était glycosurique. A Menton, la caverne se cicatrisa en quelques semaines et la glycosurie disparut. Mais il survint un délire absolu de jour et de nuit qui dura trois mois. M. L... ne reconnaissait plus personne et maltraitait avec une violence inouïe les êtres qui lui étaient les plus chers. Il les accusait des desseins les plus noirs.

Trois jours avant sa mort, le coma survint ainsi qu'une hémiplégie gauche. Pas d'AUTOPSIE.

OBSERVATION XLV. — INÉDITE.

(Due à l'obligeance de M. LETULLE, médecin des hôpitaux.)

Plaque de méningite tuberculeuse fibreuse, remontant à une époque indéterminée; monoplégie brachiale.

Pleurésie gauche il y a 4 ans ; tousse depuis cette époque faiblesse du bras ; depuis un ans, mal de Pott dorsal ; tuberculose pulmonaire ; cachexie ; nouvelle poussée de granulations tuberculeuses sur les circonvolutions fronto-pariétales. Mort.

L. Andret, âgé de 38 ans, entré dans le service de M. GOMBAULT le 10 septembre 1877, salle St-Michel, lit n° 24. Cet homme a eu la syphilis à l'âge de 18 ans. N'a jamais suivi de traitement. Il porte des lésions graves du nez et du voile du palais. Il y a quatre ans, pleurésie gauche pour laquelle il a été soigné dans le service de M. Peter, à l'hôpital Saint-Antoine.

Depuis cette époque tousse : n'a jamais eu d'hémoptysie. Il y a un an, mal de Pott dorsal sans paraplégie ; la santé s'affaiblit notablement alors. A son entrée, déformation du nez dont les os propres ont disparu ; parole presque incompréhensible à cause de la destruction du voile du palais dont le bord postérieur présente une concavité ogivale qui regarde le pharynx.

Membre supérieur droit paralysé ; l'époque du début de la paralysie ne peut être précisée ; le membre inférieur du même côté et la face ne sont pas atteints. Le malade peut encore fléchir légèrement les quatre derniers doigts de la main droite ; il ne peut soulever l'épaule. La sensibilité est intacte, pas d'œdème ni de différence appréciable de la température du membre.

Les membres inférieurs sont faibles et amaigris : ils se soulèvent néanmoins au-dessus du lit. Déformation de la région moyenne du dos ; saillie anguleuse de la 5e dorsale ; douleurs vives par instants à ce niveau ; pas de céphalalgie notable. Enorme cavité en arrière au sommet gauche ; peu d'expectoration.

Le malade s'affaiblit rapidement et, en 8 jours, il tombe dans un état de marasme considérable. Bientôt surviennent de violents maux de tête qui lui arrachent des cris douloureux; la fièvre s'élève, un peu de délire ; la tête se place en rotation à gauche. Pas de convulsions, ni de ralentissement du pouls. Mort dans le coma le 19 septembre.

AUTOPSIE. — *Poumon gauche.* La plèvre est remplie d'une grande quantité de pus concreté paraissant provenir des vertèbres altérées. Adhérences très fortes au sommet. Beaucoup d'adhérences dans le reste du poumon. Au sommet, caverne de la grosseur d'une noix. Tout le reste du poumon est farci de tubercules miliaires. Congestion à la base.

Poumon droit. Mêmes lésions que du côté opposé. Les ganglions trachéo-bronchiques sont volumineux et caséifiés par places.

Cœur. Reins. Rate. Rien d'important à noter.

Foie. Volume normal. Un certain nombre de tubercules à la coupe.

Cerveau. Très congestionné sur la convexité. *Hémisphère gauche.* On trouve dans le sillon de Rolando un certain nombre de masses tuberculeuses qui remontent le long de ce sillon jusqu'au point où la face externe rejoint la face interne de l'hémisphère. Ces tubercules qui parsèment le sillon et les circonvolutions frontale et pariétale ascendantes sont récents. Mais à la partie supérieure de ces deux circonvolutions, on trouve *une plaque scléreuse de méningite chronique*, tres adhérente à la substance cérébrale sous-jacente. Cette plaque seléreuse est formée de *tubercules fibreux anciens.* Dans le reste du cerveau, les granulations tuberculeuses sont rares. Peu d'hydrocéphalie.

Moelle. Au niveau de la courbure de la colonne, la moelle présente un épaississement et un ramollissement assez prononcé.

Les *vertébres* avoisinantes sont infiltrées de substance caséeuse et puriforme.

OBSERVATION XLVI. — RÉSUMÉE.

(M. BARTH. In *Bullet. Soc. Anat.*, 1879).

Méningite ancienne et granulalions passées à l'état fibreux dans la pie-mère encéphalique. Tuberculose aiguë 25 ans après.

Homme de 35 ans, d'apparence robuste, succombe à la tuberculose aiguë, dans le service de M. BUCQUOY, en février 1879. A l'autopsie, on trouve, outre les lésions de la granulie dans différents viscères, la pie-mère épaissie et comme fibreuse. Elle a perdu sa transparence normale et pris une teinte opaque et argentée qui rappelle celle de la dure-mère ; dans ses mailles, le long des vaisseaux, on distingue nettement de nombreuses granuiations arrondies, offrant tous les caractères de granulations tuberculeuses passées à l'état fibreux.

OBSERVATION XLVII.

(M. CUFFER. In *Bullet. Soc. Clinique,* 1878).

Tuberculose méningée chez un tuberculeux. Disparition des accidents méningitiques.
Chez un tuberculeux, brusquement céphalalgie violente. Constipation. Ralentissement du pouls, nausées. Strabisme, raie méningitique. A cela s'ajoute plus tard le délire, puis la prostration ; le pouls devient filiforme, les pupilles inégales.
Les accidents disparaissent en 5 semaines.

G., 34 ans, salle Saint-Benjamin, n° 13. Entré à l'hôpital le 17 avril 1877, dans le service de M. PETER.

Cet homme fut pris trois jours avant son entrée à la Pitié, au milieu de son travail et sans cause appréciable, de céphalalgie intense et de quelques étourdissements ; à ces phénomènes vinrent bientôt se joindre une constipation opiniâtre et de la rétention d'urine. Jamais cet homme n'avait éprouvé d'accidents analogues.

L'état du malade, constaté le jour de son entrée, était le suivant : Céphalalgie frontale violente, augmentée par la lumière ; yeux presque constamment clos, pupilles égales, strabisme. Raideur du cou. Constipation. Quelques nausées. Rétention d'urine. Ralentissement du pouls (54). Respiration suspirieuse. Crampes très douloureuses dans les membres. Raie méningitique. Plaintes continuelles, gémissements. Temp. axil = 37°.

Tous ces symptômes ne pouvaient pas laisser de doutes : le malade avait une méningite. Mais de quelle nature ? C'est ce que l'examen attentif des poumons n'a pas tardé à révéler. Le sommet du poumon droit était manifestement le siège de granulations tuberculeuses : Submatité sous la clavicule et dans la fosse sus-épineuse. Température locale augmentée (37°,2), et à l'auscultation, respiration saccadée.

C'était donc un tuberculeux et la méningite était une méningite tuberculeuse. Tel fut le diagnostic porté par M. Peter sur cet homme qui n'avait jamais eu la syphilis et dont les antécédents ne permettaient de penser à aucune autre affection.

L'état du malade pendant les jours suivants confirma cette

opinion. En effet, les symptômes précédents persistèrent avec ténacité , de plus, le délire parut, les gémissements s'accentuèrent de plus en plus, le pouls se ralentit (50). La respiration prit un caractère de rudesse exagérée sous la clavicule droite ; la température locale resta plus élevée que la normale ; enfin, fait très important, un amaigrissement rapide et très marqué se manifesta.

Dès le premier jour, le traitement consista en 1 gramme de calomel tous les jours et en applications de sinapismes. Quelques jours après, pointes de feu dans la clavicule droite.

Le 23, malgré le calomel administré depuis plusieurs jours, la constipation n'avait pas cessé. Le malade était dans un état de prostration extrême ; le pouls était petit, filiforme ; les pupille étaient inégales ; le strabisme plus accentué. En un mot, la mort semblait prochaine. M. Peter ordonna alors 2 grammes d'iodure de potassium.

Pendant trois jours, il y eut peu de changement.

Mais, le 26 *avril*, le malade se sentit un peu mieux, la céphalalgie était moindre. la constipation et la rétention d'urine avaient cessé, la raideur du cou était moins marquée. On continue le même traitement.

29 *avril*. Il y a une amélioration très notable, le malade demande à manger un peu, il souffre beaucoup moins, le pouls est moins lent à 56. T. à 37. Même état du sommet du poumon droit. Cependant on pouvait penser que c'était là une rémission trompeuse, comme il arrive souvent dans la méningite tuberculeuse. La suite vint démontrer que l'amélioration était définitive. On continue toujours le même traitement.

15 *mai*. Le malade était dans un état très satisfaisant, se levant et se promenant, mangeant avec assez d'appétit, sommeil tranquille. A part le strabisme et quelques douleurs de tête, avec sensations de bouffées de chaleur, il eût été difficile de savoir qu'il y avait eu, peu de jours avant, des accidents si graves. Il va sans dire que les lésions pulmonaires n'avaient pas changé, on entendait même alors quelques craquements secs sous la clavicule droite. Le pouls battait 60 fois par minute.

Enfin, le 22 *mai*, l'amélioration ne s'était pas démentie, et aujourd'hui, 24 *mai*, on peut considérer le malade comme étant guérie de la méningite tuberculeuse.

Cependant, on continue par prudence le traitement qui avait donné de tels résultats. Le malade prend encore tous les deux jours, deux grammes d'iodure de potassium.

OBSERVATION XLVIII. — RÉSUMÉE.

(M. DUJARDIN-BEAUMETZ, *Soc. méd. des hôp.* 1878.)

Méningite tuberculeuse. Disparition des symptômes.

Un garçon de 23 ans entre le 12 octobre 1878, dans le service de M. Dujardin-Beaumetz, pour des symptômes de fièvre intermittente. Les accès, qui sont mal caractérisés, apparaissent chaque jour et résistent à l'action du sulfate de quinine. Cet état s'aggrave pendant quelques jours et l'on pense qu'il s'agit d'un début de fièvre typhoïde, début qui présente souvent cette forme intermittente. Cependant le malade est constipé.

Le 3 *novembre*, il y a une telle amélioration que le malade exprime le désir de sortir. Mais le lendemain, 4, il est pris de céphalalgie, il ne peut supporter la lumière, peu ou pas de sommeil, le pouls est fréquent (100 pulsations), puis, le lendemain, le pouls baisse à 48, les pupilles deviennent inégales, il y a du strabisme, la respiration devient rare, et enfin le 9, le malade tombe dans le coma et pousse des cris hydrencéphaliques. Le 10, des contractures se produisent dans tout le côté gauche, toujours extrême rareté du pouls, la température oscille entre 36 et 37°, la respiration se fait à des espaces inégaux, elle est d'une lenteur remarquable. Le 16, le coma tend à disparaître, et le malade revient peu à peu à lui, et l'amélioration va en augmentant graduellement pendant quelques jours. L'examen ophthalmoscopique avait fait constater une neuro-rétinite et un tubercule de la choroïde.

Le diagnostic de méningite tuberculeuse avait été porté en raison des symptômes classiques qui se retrouvaient tous, sauf les vomissements, chez ce malade, et aussi en raison de l'hérédité manifeste qu'il présentait au point de vue de la tuberculose.

Toujours est-il que tous ces symptômes avaient entièrement disparu le 25 novembre, où le docteur Bouzy constate le parfait état de santé du malade.

Le traitement avait été le traitement classique, calomel à doses fractionnées, bromure de potassium, glace sur la tête.

OBSERVATION XLIX. — PERSONNELLE.

Phénomènes pseudo-méningitiques dans l'hystérie.
Crises de céphalalgie arrachant des cris violents. — Vomissements durant plusieurs jours. — Ralentissement du pouls. — Température normale. — Guérison.

La nommée Hurel, Berthe, domestique, âgée de 20 ans, entre le 2 janvier 1883, dans le service de M. Rigal.

Elle est d'une apparence assez frêle, bien réglée, et n'accuse aucune maladie antérieure. Jamais de crises d'hystérie convulsive ; mais elle éprouvait de temps à autre une sensation de boule qui lui montait du ventre à la gorge. Elle a, de plus, une petite toux sèche.

Quinze jours avant son entrée, elle remarqua que les aliments qu'elle prenait avaient tous une saveur fade, ou plutôt qu'ils n'avaient aucune espèce de saveur. Le 26 décembre, sans cause appréciable, elle fut prise tout à coup d'un mal de tête extrêmement intense ; il lui semblait que le front était serré dans un étau. Bientôt survinrent des vomissements se répétant sept à huit fois par jour, dès qu'elle prenait un peu de nourriture ou de boisson. |Les douleurs de tête étaient tellement vives qu'elles empêchaient tout sommeil, toute alimentation, et arrachaient des cris.

A son entrée, on constate ce qui suit : La malade est dans un état de faiblesse et de prostration profondes ; cependant, elle répond assez bien aux questions qu'on lui pose. — Le faciès est pâle ; les lèvres sont décolorées, le regard éteint ; les sourcils froncés ; le front est contenu dans la main droite. La langue n'est pas saburrale ; le ventre est un peu rétracté, insensible à la palpation. Pas de tache méningitique bien nette. Vomissements bilieux assez fréquents depuis hier. Perte complète de l'appétit. Le pouls est à 60. La temp. = 37.

3 janvier. La malade n'a pu dormir ; plusieurs fois dans la nuit, elle a poussé des cris : oh ! ma tête ; oh ! ma tête ! — Trois vomissements. Même faciès que hier. Le pouls est à 54. La temp. = 37.

Mais on remarque certains troubles de la sensibilité qui amènent M. Rigal à faire des réserves sur le diagnostic tout d'abord porté de méningite. Il existe sur les deux membres inférieurs des plaques d'insensibilité ou plutôt d'analgésie ; à leur niveau, on peut enfoncer profondément une épingle sans que la malade accuse autre chose qu'une sensation de contact. Au bout de quelques instants, la sensibilité revient sur les endroits piqués. — Pas d'ovaralgie. — Sensibilité génitale conservée. — Hémianesthésie de la face à droite. — Le goût et la sensibilité générale de la langue sont complètement abolis. — L'ouïe, la vue et l'odorat sont intacts. Ipéca et tartre stibié.

Le soir, le mal de tête a diminué. Le pouls est à 60. La temp. = 37.

6 janvier. Depuis l'administration du vomitif, les vomissements n'ont pas reparu. Le faciès est meilleur, mais la céphalalgie, quoique moins forte, revient pourtant par crises très douloureuses. Le pouls est à 66. La temp. = 37.

12 janvier. Les troubles de la sensibilité périphérique, la céphalalgie ont disparu. Le goût est revenu. Le pouls est à 72. La temp. = 37.

18 janvier. La malade sort de l'hôpital complètement guérie.

OBSERVATION L.

(M. BOISSARD. In *France Médicale*, février 1883).

Phénomènes pseudo-méningitiques dans l'hystérie.
Antécédents héréditaires de tuberculose. Hémoptysie anté-
rieure. Début des accidents par céphalalgie excessive.
Vomissements fréquents. Ralentissement du pouls. Pros-
tration très grande. Température normale. Plaques d'a-
nesthésie.

La nommée Ch., âgée de 45 ans, entre le 10 février dans le service de M. le Dr RIGAL.

Cette malade présente des antécédents de tuberculose ; sa mère serait morte à l'âge de 35 ans ; elle-même a perdu ses deux enfants, qui seraient morts de méningite. Il y a trois ans, elle a commencé à tousser un peu et à cracher un peu de sang.

Il y a huit jours, elle a été prise de céphalalgie frontale très intense avec vomissements alimentaires ; ces vomissements sont faciles et offrent tous les caractères du vomissement céré-bral ; ils se produisent après chaque ingestion des aliments et persistent jusqu'à l'entrée de la malade à l'hôpital.

A la visite du soir, nous trouvons la malade dans le décu-bitus dorsal, légèrement abattue, mais se plaignant vivement de la tète ; elle pousse quelques cris plaintifs en disant : ma tête ! ma tête ! Intelligence nette ; pupilles un peu contractées et retard de la sensibilité. Ventre légèrement aplati ; consti-pation depuis 6 jours. Pouls régulier, mais petit et tres peu fréquent; 52 pulsations. Température à 37°. Examen des pou-mons: négatif quant à la tuberculose. On porte le diagnostic de méningite tuberculeuse.

Pendant cinq jours, ces phénomènes vont en augmentant. La céphalalgie temporo-frontale est très intense, les vomisse-ments et la constipation persistent, la prostration s'accentue de plus en plus, et la malade ne sort de sa torpeur que pour se plaindre de la tète et pousser quelques gémissements plain-tifs ; le pouls toujours régulier tombe à 48, mais la température ne s'élève jamais au-dessus de 37°,4.

Traitement: Vésicatoire à la nuque, glace sur la tête, potion iodo-bromurée.

Le sixieme jour, la prostration diminue un peu, la cépha-lalgie est moins violente, et le pouls remonte à 60°; une selle ; cependant le ventre reste encore aplati ; les pupilles dilatées paraissent réagir faiblement à la lumière. Analgésie complète en certains points des membres supérieurs, intégrité de la sensibilité dans les membres inférieurs.

Dans les jours qui suivent, l'amélioration s'accentue chaque jour, la céphalalgie disparaît, le pouls remonte à 72, le ventre n'est plus aplati, les vomissements et la constipation ont disparu. Persistance des troubles de la sensibilité sur le bras droit qui présente des plaques d'anesthésie.

La malade reste ainsi près d'un mois dans le service, offrant de temps en temps des reprises de céphalalgie accompagnée de torpeur intellectuelle. Puis, l'amélioration paraissant définitive, la malade est envoyée au Visinet où elle fait un séjour de quinze jours.

A la sortie du Vésinet, la malade vient nous revoir, ne se plaignant plus que d'un peu de céphalalgie. Huit jours après, la malade est prise de douleurs dans les quatre membres, avec difficultés considérables pour marcher, et revient lors nous revoir avec une aphonie presque complète, survenue à la suite de contrariétés.

En même temps, elle se plaint d'oppressions avec sensation de boule qui menace de l'étrangler. Céphalalgie, mais absence de vomissements et de constipation. Pouls régulier à 78. Anesthésie complète du voile du palais ; pas d'ovaralgie ; mais hémianesthésie de tout le côté droit. L'aphonie disparaît au bout de sept jours, mais l'hémianesthésie droite persiste avec sensation de froid et de fourmillements dans les pieds. Chaque matin, la malade est envoyée à la douche, et au bout de deux semaines, elle demande à sortir, conservant toujours son hémianesthésie à droite.

OBSERVATION LI. — INÉDITE.

(Communiquée par M. DE BRUN).

Phénomènes pseudo-méningitiques dans l'hystérie.

La nommée Reugassen, âgée de 23 ans, domestique, entre le 28 février 1883 à la Pitié, service de M. LASÈGUE.

Son père et sa mère sont morts de tuberculose pulmonaire. Elle-même s'est toujours enrhumée très facilement. Elle est en plus très nerveuse et présente un caractere très mobile. Il y a 8 ans, elle a été pendant trois mois à l'hôpital de Linzt (Autriche), mais elle ne peut nous donner aucun détail sur la maladie qui l'y a fait entrer. Depuis, elle a toujours toussé. En 1879, angine diphthéritique. En 1880, la malade prend froid dans un voyage en Russie ; commencement de congélation, perte de connaissance ; aggravation de la toux ; point de côté gauche. En même temps vomissements de sang (?). En 1881, (février) nouveaux vomissements de sang à trois reprises différentes pendant un voyage en Suisse. En septembre, fièvre typhoïde à Strasbourg. Pendant la convalescence de la fièvre typhoïde, contracture du pied gauche. Cette malade prétend encore qu'elle a des extinctions de voix tous les hivers et se dit mal réglée.

Au mois de janvier 1883, point de côté gauche, toux fréquente, aphonie, céphalalgie, anorexie. Elle entre à Lariboisière ; bientôt apres elle est assez améliorée pour aller au Vésinet d'où elle revient dans notre service.

Nous constatons alors : Toux fréquente, crachats peu abondants, légèrement opaques, quelques-uns striés de sang. Vive douleur épigastrique considérablement augmentée par la pression. Pouls normal. Température normale. L'auscultation fait constater un peu de rudesse respiratoire au niveau de la fosse sous-clavière gauche. Rien de bien caractéristique.

Pendant les jours qui suivirent son entrée, la malade se plaignit surtout de sa douleur épigastrique. Rien ne put la soulager. La moindre pression, le moindre attouchement étaient absolument intolérables.

8 *Mars*. Vomissements alimentaires se produisant avec effort. A partir de ce jour, la malade ne peut rien garder ; la moindre ingestion d'aliments est suivie immédiatement d'un vomissement. Glace, potion de Rivière, eau de seltz, vésicatoire à l'épigastre, bromure de potassium ; rien ne peut arrêter ces vomissements.

11 *Mars*. Etat syncopal subit depuis plus d'une demi-heure caractérisé par pâleur, faiblesse extrême du pouls, insensibilité, cornage.

12-13 *Mars*. Faiblesse extrême, sorte de coma au milieu duquel la malade respire assez bien. Les vomissements persistent.

14 *Mars*. Même état. Les vomissements sont encore plus fréquents, s'accompagnant d'efforts violents qui laissent la malade absolument anéantie. Temp. matin, 38 — soir 39,2.

15 *Mars*. Les pupilles sont contractées. La face est très pâle. Une céphalalgie atroce défend à la malade tout mouvement et lui arrache par instants des cris violents. Insomnie absolue. Contracture en extension des membres inférieurs. Temp. matin, 27°,5 — soir, 38°.

16 *Mars*. La céphalalgie a encore augmenté de violence ; la malade pousse de véritables cris hydrencéphaliques. Les pupilles sont très resserrées. Ptosis volontaire pour éviter la lumière. Hyperesthésie générale. Vomissements incoercibles. Délire. Temp. 39°,2.

Mars. On constate une légère amélioration du côté de la céphalalgie ; la malade pousse encore quelques cris, mais moins fréquents ; elle a un peu de sommeil. Les vomissements persistent.

18 *Mars*. La malade est calme malgré une céphalalgie encore violente. A 8 h. du soir, délire intense jusqu'à minuit.

19 *Mars*. La malade présente un léger délire qui cesse vers midi. Du reste, amélioration considérable.

20 *Mars*. L'amélioration continue.

21 *Mars*. La céphalalgie a augmenté un peu. Les vomissements n'ont pas cessé.

22 *Mars*. Mieux notable.

Puis l'amélioration arrive franche et rapide. Les vomissements cessent, et la malade sort de l'hôpital complètement guérie, dans le courant d'avril.

OBSERVATION LII. — RÉSUMÉE.

(M. RENDU, *Soc. méd. hôpitaux*, 1878, p. 237).

Glio-sarcome simulant une méningite tuberculeuse.

Le nommé Louis D..., âgé de 16 ans, grand et développé pour son âge, est amené à l'hôpital Cochin le 19 août 1878, dans un état de stupeur très prononcé. Début, quinze jours auparavant, par céphalalgie intense, rachialgie, troubles de la vue. Pas de maladies antérieures, pas d'antécédents paternels ; la mère est folle depuis deux ans et enfermée.

A l'examen, on constate de l'abattement, de la somnolence ; le malade répond lentement et avec précision aux questions. Céphalée intense, rachialgie pénible, troubles visuels ; le malade ne voit qu'à travers un brouillard ; quelques vomissements sans cause appréciable. Diarrhée abondante, ventre plat, excavé ; hoquets, bâillements incessants, pas de fièvre, pouls lent, cinquante fois par minute, irrégulier ; respiration calme, suspirieuse, température 38,9 à l'arrivée à l'hôpital, 36,7 le lendemain ; légère cyanose des pieds et des mains ; refroidissement des membres ; tache méningitique.

Cris analogues aux cris hydrencéphaliques ; diplopie et léger degré de strabisme. Tous ces symptômes firent admettre le diagnostic de méningite cérébro-spinale d'origine probablement tuberculeuse. Traitement : huit ventouses scarifiées le long du rachis. Kbr 2 grammes.

21 *août*. Douleurs rachidiennes moins vives ; plaintes continuelles ; trismus et mâchonnement.

22 *août*. Constipation, vomissements plus rares ; pouls inégal, quarante-quatre pulsations, température 35°5 à 36°. Continuation des phénomènes oculaires.

26 *août*. Détente des symptômes cérébraux ; hyperesthésie dorsale et raideur des muscles sacro-lombaires.

27 *août*. Face vultueuse, malade abattu, insensible aux fortes excitations ; il s'étrangle en buvant, ne rentre pas la langue qu'on lui fait tirer ; tous les autres symptômes persistent, excepté les vomissements. Pas de paralysie ni de contrature.

4 *septembre*. L'état du malade qui avait été stationnaire changea . vomissement, obtention de la sensibilité, retard dans la perception des impressions, prostation ; le malade répond encore aux questions, résolution des membres, pas de paralysie.

6 *septembre*. Augmentation des symptômes, incontinence d'urine.

10 *septembre*. Les membres du côté gauche paraissent plus flasques que ceux du côté droit ; dans la journée, quelques secousses convulsives dans le bras droit.

12 *septembre*. Vomissement d'une cuillerée d'eau-de-vie allemande. Quelques heures après, convulsions qui, partant du bras droit, s'irradient vers la face et s'accompagnent de spasmes oculaires avec trimus. Côté gauche intact.

14 *au* 17 *septembre*. État comateux, température à 36°5, sueur abondante, suppuration des points lacrymaux ; secousses cloniques, mort par asphyxie le 17 au matin.

AUTOPSIE. — Cerveau congestionné, méninges gorgés de sang, circonvolutions tassées et aplaties ; pas de granulations tuberculeuses, pas d'exsudats inflammatoires, épanchement liquide dans les ventricules, présence sur la partie postérieure de la couche optique droite d'une tumeur volumineuse, grosse comme un œuf de poule, soulevant l'épendyme et pénétrant dans le ventricule latéral droit en émettant des prolongements vers la partie postérieure et interne au voisinage de l'aqueduc de Sylvius. Toute la région de la capsule interne était respectée. A l'examen microscopique on constate que cette tumeur molle et gélatineuse appartenait à la variété de sarcome dit névroglique, par Ranvier (Glio-sarcome de Virchow).

Pas d'altération de l'hémisphère gauche, un peu de refoulement de la substance blanche au-dessous de l'épendyme du ventricule distendu.

Moelle normale, un peu congestionnée, sur la face postérieure, après ouverture de la dure-mère, on constate deux plaques de méningite chronique.

Pas de granulations tuberculeuses dans les viscères.

OBSERVATION III. — PERSONNELLE.

Tuberculose pulmonaire. Délire à la fin de la maladie, sans
méningite tuberculeuse.

C..., 32 ans, entre dans le service de M. FERNET, à l'hôpital Beaujon.

Mère hystérique et aliénée. Elle a eu un enfant, a fait deux fausses-couches non motivées. Pas de syphilis. Au mois de juillet dernier premier accès de douleurs fulgurantes dans les membres inférieurs. Déjà, depuis un mois ou deux, elle s'apercevait qu'elle urinait dès que le besoin se faisait sentir, sans pouvoir se retenir quelques minutes. Elle toussait aussi et maigrissait notablement.

Il y a un mois, elle fut prise un matin en se levant d'une faiblesse considérable des membres inférieurs : en même temps elle éprouvait dans les pieds et les orteils une sensation de brûlure avec élancements très douloureux. La faiblesse musculaire et les douleurs plus violentes, par accès, persistèrent et s'aggravèrent même de plus en plus. Pendant les trois ou quatre jours qui suivirent le début de cette parésie, la malade pouvait encore faire quelques pas dans la chambre, en s'aidant d'une canne ; puis l'impotence la cloua au lit.

Pendant les trois semaines qui ont précédé son entrée à l'hôpital, les phénomènes subjectifs éprouvés par la malade ont été les suivants: toux, sueurs nocturnes, perte de l'appétit d'une part, et de l'autre, désordres de la motilité et de la sensibilité. La faiblesse musculaire des membres inférieurs est telle qu'elle peut à peine les remuer ; la miction et la défécation sont involontaires, bien que la sensibilité des sphincters soit conservée ; de plus, le malade éprouve une sensation constante de brulûre au niveau des pieds et de temps en temps des élancements fulgurants dans les membres inférieurs, une oppression et une sensation de constriction en ceinture autour du thorax, à la hauteur de l'épigastre. Depuis huit jours la sensibilité des mains est affaiblie.

A l'examen de la malade, le jour de son entrée, nous constatons : signes de tuberculose au deuxième degré sous la clavicule droite ; en arrière, du même coté, signes cavitaires. Le poumon gauche est à peu près indemne. Rien au cœur. Rien aux organes abdominaux.

Les membres inférieurs sont amaigris ; la peau en est rugueuse et mal nourrie, le tissu cellulaire sous-cutané épaissi. Paralysie presque complète des extenseurs de la jambe et de la cuisse ; les fléchisseurs sont moins touchés. Au point de vue de la sensibilité, la malade accuse une sensation de brûlure aux orteils, particulièrement sous les ongles, et de temps en temps des douleurs fulgurantes dans tout le membre. Elle a perdu la notion du sens musculaire ; dans l'obscurité, elle ne sait où sont ses jambes. La piqûre, le pincement au niveau des orteils, sont perçus avec l'intensité à peu près normale, mais après un retard de quatre à cinq secondes ; le simple attouchement n'est pas perçu. Le froid et la chaleur ne sont pas reconnus aux pieds. Ces mêmes troubles de la sensibilité se retrouvent aux cuisses, à un degré moindre, il est vrai. Le réflexe rotulien a disparu. La sensibilité cutanée des parois abdominales, thoracique et même cervicale est notablement amoindrie, et cet affaiblissement s'en va décroissant à mesure qu'on s'élève vers la région céphalique qui paraît indemne. Les membres supérieurs ont conservé leur motilité, mais leur sensibilité est obtuse.

Rien à noter pour la tête. Les facultés intellectuelles, la motilité, la sensibilité générale et spéciale sont conservées, le réflexe oculo-palpébral existe ; toutes les couleurs sont reconnues.

24 novembre. L'état général est bon. Lorsqu'on place sur la cuisse un objet froid et que la malade ferme les yeux, il se passe 3 à 4 secondes avant qu'elle accuse la sensation du contact ; si alors on retire la clef, elle continue à garder cette sensation pendant 15 à 20 secondes, et cette sensation se déplace ; elle croit, par exemple, que l'on change l'objet de place, elle le sent descendre le long de la cuisse jusqu'au pied. Pour les membres supérieurs, mêmes troubles de la sensibilité à un degré moindre ; encore ne les perçoit-on bien qu'à l'avant-bras et au bras ; à la main, la sensibilité est mieux conservée. Il y a, en outre, des erreurs de lieu ; lorsque la malade veut indiquer l'endroit qui a été pincé, elle place le doigt à 5 ou 6 centimètres et même plus loin. Un peu de raideur des cuisses et des jambes ; elles se fléchissent spontanément et lentement.

La nuit du 24 au 25 est agitée ; la malade prononce des paroles et tient à demi-voix une conversation que ses voisines ne comprennent pas.

25 *novembre*. Matinée assez calme. A 5 heures du soir, elle se met à parler à haute voix ; elle voit des chats, des chiens ; ne répond plus aux questions qu'on lui adresse. De 10 heures à 3 heures du matin, le délire est très bruyant ; elle pousse des cris formidables en criant : « Jules, Jules, viens à mon secours ! »

26 *novembre*. Le délire persiste ce matin ; on ne peut tirer de la malade aucune parole raisonnable ; elle prétend être très vieille, avoir une fille de 19 ans, être en querelle avec sa belle-mère, etc., etc. Pas de strabisme, pas d'inégalité des pupilles, pas de vomissements. Sueurs sur le visage ; dents fuligineuses ; pouls petit à 120. T. 38°. Même état de la sensibilité et de la motilité. Le soir, le délire est beaucoup moins fort ; on peut obtenir quelques réponses raisonnables. Pas de vomissements. Rien aux yeux. Mêmes douleurs dans les jambes. T. 37°,4. P. 110.

27 *novembre*. Nuit assez tranquille. Ce matin, T. 36°,8. P. 104. L'intelligence est tout à fait revenue. Le soir, l'état est encore meilleur. P. 100. La malade se plaint de douleurs lancinantes dans les talons et de lourdeur de tête. La vue est un peu obscurcie. L'ouïe est intacte.

28 *novembre*. T. 36°,8. P. 110. La malade a eu hier une selle diarrhéique et a uriné dans son lit. Elle a eu cette nuit un peu de délire. Pas de vomissements. Rien aux yeux. Le soir, le délire est revenu, assez tranquille. T. 38°,8.

29 *novembre*. Le délire a persisté toute la nuit. Ce matin, P. 120, T. 37°,8, respiration très fréquente, anxieuse. Inconti-nence d'urine. Ventre souple. Rien aux pupilles. Pas de vo-missements.

30 *novembre*. Déliré toute la nuit ; ce matin conjonctivite purulente à gauche. P. 120. T. 37°,2. Le soir, le délire est plus intense ; sueurs profuses sans que la température soit bien élevée, 38°. Carphologie. Les pupilles sont égales. Pas de vomissements. Pas de raie méningitique. Le ventre n'est pas rétracté. La malade fait sous elle, elle a un peu de diarrhée.

1er *décembre*. La malade qui a déliré la nuit est tran-quille ce matin ; elle répond bien aux questions. P. 116. Depuis deux jours, écoulement purulent par la narine droite.

3 *décembre*. Délire tranquille ; conjonctivite purulente à gauche. Raie méningitique. La sensibilité cutanée au devant de la poitrine est très émoussée. Pas de vomissements. T. 38°.

4 *décembre*. P. 132. T. 39°,6. La malade répond aux questions qu'on lui pose ; elle se plaint de ses jambes. Depuis le 1er, constipation. Rien à la poitrine, ni au cœur. Rien aux yeux. Le soir, T. 39°,4. Intelligence intacte.

5 *décembre*. T. 38°,8. Pas de délire. Conjonctivite purulente du grand angle de l'œil gauche ; la pupille de ce côté a un diamètre beaucoup plus petit que celle du côté opposé.

6 *décembre*. Délire toute la journée. Eschare gangréneuse de la région sacrée.

7 *décembre*. Respiration saccadée ; un peu de mâchonnement. P. 130. Les conjonctives se remplissent continuellement de pus. Le soir, la respiration est toujours fréquente et saccadée. P. 130 Délire continuel, tranquille. La gangrène de la région sacrée s'étend.

8 *décembre*. Affaiblissement croissant et *mort*.

AUTOPSIE. — Tuberculisation pulmonaire au deuxième et troisième degré. La moelle à l'œil nu ne présentait qu'une congestion intense des vaisseaux, surtout à la face postérieure de l'organe. Au microscope, nous avons trouvé un foyer de myélite centrale avec méningite chronique sans granulations tuberculeuses.

Le *cerveau* était fortement congestionné, mais il n'y avait ni hydrocéphalie, ni granulations sur les vaisseaux de la pie-mère. La membrane n'adhérait pas à la surface de l'encéphale ; elle ne contenait dans ses mailles aucune exsudation fibrineuse.

CONCLUSIONS

Nous devons maintenant reprendre les traits principaux des diverses formes que le détail de l'analyse nous
a forcé un peu trop tôt peut-être à morceler. Ce sera
comme la synthèse et la conclusion de notre travail.

Dans les observations que nous rapportons, il en est
où les symptômes ont été si longtemps effacés ou même
absents, que la désignation de méningites latentes peut
leur être appliquée. D'autres, dans lesquelles le délire,
fébrile ou sans trace de fièvre, aigu ou chronique, intense ou léger, à tendances diverses, maniaque, mélancolique ou érotique, a occupé la première place et l'a
détenue jusqu'à l'apparition du coma paralytique.

Il en est d'autres enfin où le processus anatomique
s'est accusé par des localisations qui ne lui sont pas
familières, qu'il ait débuté dans les méninges spinales
ou qu'il se soit cantonné dans une plaque sur la convexité
des hémisphères.

La *forme latente* de la méningo-encéphalite tuberculeuse de l'adulte est rare, on pourrait dire exceptionnelle,
si l'on n'entend par là que la méningite découverte à
l'autopsie.

Le plus souvent, elle se dissimule pendant un temps
plus ou moins long pour s'annoncer tout à coup par une
attaque apoplectiforme, épileptiforme ou délirante que
le coma mortel suit à bref délai.

Cette modalité clinique a une préférence marquée pour les cachectiques et les poitrinaires.

Plus curieuse et plus fréquente est la *forme délirante*. Elle mérite d'être distinguée en deux variétés : le type aigu dont la terminaison mortelle est rapide et rarement retardée jusqu'au 15° ou 20° jour; le type chronique durant une ou plusieurs années. Ce dernier est particulièrement insidieux et grave, plus encore au point de vue social qu'individuel.

Le délire aigu peut être le premier phénomène nettement appréciable ; tantôt il se poursuit sans interruption jusqu'au coma, tantôt il est interrompu par une rémission momentanée. Il peut ressembler à la manie aiguë, furieuse, ou évoluer plus doucement. Il est modifié par l'état constitutionnel du sujet; les buveurs présentent le délire professionnel de l'alcoolisme.

Parfois il s'affirme par des tendances érotiques d'une incroyable violence et la méningite ne peut pas être considérée ici comme le réactif pathologique qui décèle les appétits d'un individu; il se montre chez des personnes dont la vie antérieure ne laissait pas soupçonner de telles exagérations.

Ce délire n'affecte aucun rapport constant avec l'état de la température et cette particularité a été parfaitement mise en relief dans une leçon clinique encore inédite du professeur Jaccoud. C'est une remarque à souligner que, dans la méningite tuberculeuse de l'adulte, l'évolution tout entière peut avoir lieu sans que la température dépasse le degré normal. Si ce fait est ignoré, le thermomètre ne devient quelquefois qu'un instrument nuisible au diagnostic.

Le délire chronique prémonitoire d'une phlegmasie ultérieure des méninges est, je l'ai dit, extrèmement insidieux. Ce n'est pas, en effet, toujours des conceptions franchement délirantes qui, de prime abord, font ranger le malade dans la classe des vésaniaques.

Il ne s'agit, le plus souvent, que d'un affaiblissement de l'intelligence qui va progressant pendant plusieurs années, d'une insouciance excessive, d'une incapacité intellectuelle, d'une perversion des facultés qui ne permet plus qu'une appréciation défectueuse des actes de la vie. Mais à côté de ces troubles cérébraux qui n'atteignent que l'individu, il en est d'autres dont le caractère est à la fois plus dangereux et plus dissimulé et qui conduisent les patients à subir les condamnations légales même les plus graves.

La troisième forme mérite le nom de *spinale* à cause de son mode de début, elle n'est pas très rare chez les poitrinaires; lorsqu'elle apparait comme première manifestation de la tuberculose, elle simule, par sa marche envahissante, l'évolution d'une myélite ascendante jusqu'au jour où des accidents céphaliques viennent déceler la tuberculose cérébro-spinale.

Enfin la quatrième forme peut être désignée sous le nom d'*hémiplégique*. Elle a son caractère dans la localisation de la lésion qui se cantonne dans une plaque de méningo-encéphalite tuberculeuse plus ou moins étendue, mais toujours nettement circonscrite. Suivant le siège, elle fait naître des symptômes différents et ce n'est que dans une description un peu schématique qu'on doit entendre l'appellation d'hémiplégie. En effet, si la plaque est adhérente à la circonvolution de Broca, le phénomène le plus saillant est l'aphasie ataxique; si les zones pyscho-motrices sont atteintes, ce sont des phénomènes convulsifs ou paralytiques qui ouvrent la scène.

L'évolution de ce cas particulier, *ces méningites en plaques,* dont je me suis efforcé dans le cours de ce travail de mettre en relief la fréquence et l'autonomie clinique, méritent vraiment un chapitre particulier dans l'histoire de la phlegmasie tuberculeuse des méninges. Elles se trahissent tout à coup, que l'individu soit bien portant ou manifestement tuberculeux, par une attaque d'épilepsie Jacksonnienne, par une monoplégie ou une hémiplégie plus ou moins complète, et ces graves symptômes sont isolés momentanément de toute autre manifestation méningitique.

Enfin, le processus anatomique qui les commande a sa source, sans compter la phlegmasie méningée, dans une inflammation subaiguë qui frappe les vaisseaux, les éléments nerveux et surtout les cellules de la névroglie. Celles-ci se gonflent, leur noyau prolifère et elles finissent par se creuser d'une alvéole remplie d'un exsudat liquide. C'est par l'accroissement de cet exsudat qu'elles sont distendues, déformées et succombent à la désintégration moléculaire.

EXPLICATION DES PLANCHES

Fig. I. — Grossissement 5 diametre:.

Coupe du lobule paracentral au niveau d'une plaque de méningite.

a) taches décolorées, représentées à un plus fort grossissement dans la fig. 5.

b) Exsudation fibrineuse dans les mailles de la piemère.

c) Ecorce grise parsemée de zones claires et de zones foncées. La zone claire est représentée á un plus fort grossissement fig. 2.

d) Ramollissement de la susbtance blanche.

Fig. 4. — Ce dessin a été pris au point *d* de la fig. I.

a) Vaisseau rempli de globules rouges.

b) Cellules arrondies et tuméfiées de la névroglie. — Beaucoup d'entre elles contiennent deux ou plusieurs noyaux.

c-d) Vacuoles dans les cellules de la névroglie. On voit quelques-uns de ces éléments augmentés de volume et déformés.

e) désintégration moléculaire.

Fig. 2. — Zone claire de la substance grise. Couche des grandes cellules pyramidales.

a) Grandes cellules ganglionnaires augmentées de volume et déformées. Le noyau et le nucléole ont disparu.

b) Cellule de la névroglie avec 2 vacuoles. Le noyau persiste.

c) Elément de la névroglie dans lequel il ne reste plus que quelques granulations, seul vestige du protoplasma.

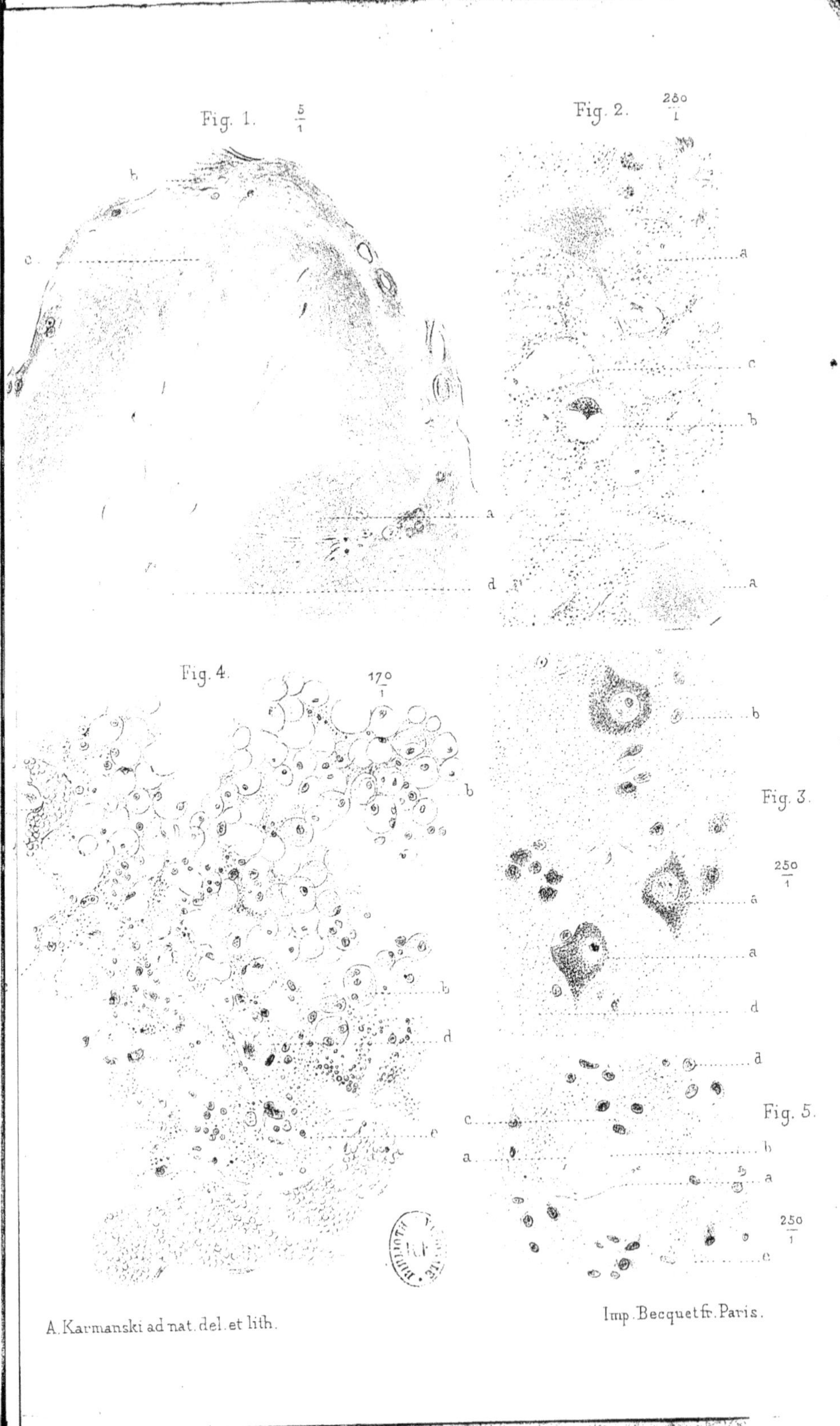

Fig. 1.
5/1
Fig. 2.
250/1
Fig. 4.
170/1
Fig. 3.
250/1
Fig. 5.
250/1

Fig. 3. Ce dessin a été pris sur une coupe faite dans un cerveau sain en un point du lobule paracentral, dans une région exactement correspondante à celle qui avait fourni la figure précédente.

Fig. 5. — Tache décolorée (point *a* de la fig. I). On y voit au centre un capillaire vide (*a*). — Les cellules de la nevroglie (*b*) sont décolorées, granuleuses et semblent fusionnées.

c) Petites cellules pyramidales.

d) Cellules de la névroglie.

e) Fibrilles nerveuses de la **substance grise.**

PARIS. — IMP. V. GOUPY ET JOURDAN, RUE DE RENNES, 71.